Sven-David Müller

Bien manger après un infarctus

ANAGRAMME
éditions

Sommaire

SOMMAIRE

Abréviations des recettes

c. à soupe = cuillerée à soupe
c. à café = cuillerée à café
kg = kilogramme
g = gramme
mg = milligramme
M. G. = matières grasses
AGPI = acides gras polyinsaturés
AGMI = acides gras monoinsaturés
AGS = acides gras saturés

Préface

Chaque année en France, plus de 30 pour cent des décès sont dus à des maladies de l'appareil circulatoire dont, en particulier, l'infarctus du myocarde et les maladies coronariennes. Les affections cardio-vasculaires sont de plus en plus fréquentes à notre époque de culte du bien-être où l'on mange toutefois trop ou mal et où l'on manque d'exercice. Or, une thérapie nutritionnelle bien conçue peut prévenir l'infarctus du myocarde. Elle doit être riche en hydrates de carbone, en fibres alimentaires, en vitamines, en minéraux et en composés végétaux comme les phytostérols, mais pauvre en acides gras saturés et en cholestérol.
Par leurs conseils aux malades cardio-vasculaires, les auteurs proposent un excellent concept de mise en pratique d'une philosophie alimentaire moderne alliant thérapies nutritionnelle et médicamenteuse. Cet ouvrage clair, très compréhensible et utile pour tous, décrit parfaitement l'état actuel des connaissances sur les effets physiologiques de l'alimentation.
Axées sur la prophylaxie et la thérapie et associées à une pharmacothérapie, les recettes culinaires sont accompagnées de recommandations capitales en matière de régime alimentaire. Elles aident les patients et leurs proches à rectifier leur comportement alimentaire et, par conséquent, à prévenir un autre infarctus. Cet ouvrage ne peut remplacer les conseils d'un diététicien ou d'un nutritionniste diplômé, mais il en est un complément salutaire. Je lui souhaite un vif succès et un bon appétit à ses lecteurs.

Professeur Hubertus Wietholtz
Directeur de la Clinique médicale II (gastroentérologie et maladies du métabolisme) du Klinikum de Darmstadt

Introduction

Comme dans tous les pays industrialisés, les maladies cardio-vasculaires sont la première cause de mortalité en France. Selon les statistiques, ** hommes et ** femmes meurent chaque année dans notre pays d'un infarctus du myocarde. Les principaux facteurs de risque, qui s'influencent en partie mutuellement, ont été identifiés : surcharge pondérale, mauvaises habitudes alimentaires, consommation régulière d'alcool, sédentarité, tabagisme, hypertension artérielle mal traitée, hyperlipidémie et diabète. Or, la crise cardiaque, l'infarctus du myocarde et autres rétrécissements artériels peuvent être évités à 70 pour cent. Plus la pression sanguine est élevée, plus grand est le danger de survenue d'un infarctus.

Cet ouvrage explique les causes des affections cardio-vasculaires et comment les prévenir grâce à un régime alimentaire adapté. Il contient par ailleurs des informations essentielles sur les connaissances les plus récentes dans le domaine de la médecine nutritionnelle, notamment les stérols végétaux qui permettent d'abaisser efficacement le taux de cholestérol. Il indique enfin comment, grâce à certaines fibres alimentaires, on peut faire baisser le cholestérol LDL, mauvais pour les vaisseaux.

Manger de bons plats tout en ménageant son cœur et ses vaisseaux pour éviter un (nouvel) infarctus, telle est la devise de mon livre de cuisine. Il vous montrera qu'une alimentation saine ne sacrifie rien aux plaisirs de la table. Mes recettes créatives et variées ont bénéficié du soutien précieux de Birgit Bahnsen et de Klaudia Hörist. Bonnes pour la santé, délicieuses pour toute la famille, elles sont accompagnées d'informations utiles sur les vaisseaux, le cœur et l'infarctus et, bien entendu, sur l'hyperlipidémie et l'hypertension. Cet ouvrage plein de bonnes idées donne envie de cuisiner. Faites-vous plaisir et bon appétit !

Sven-David Müller

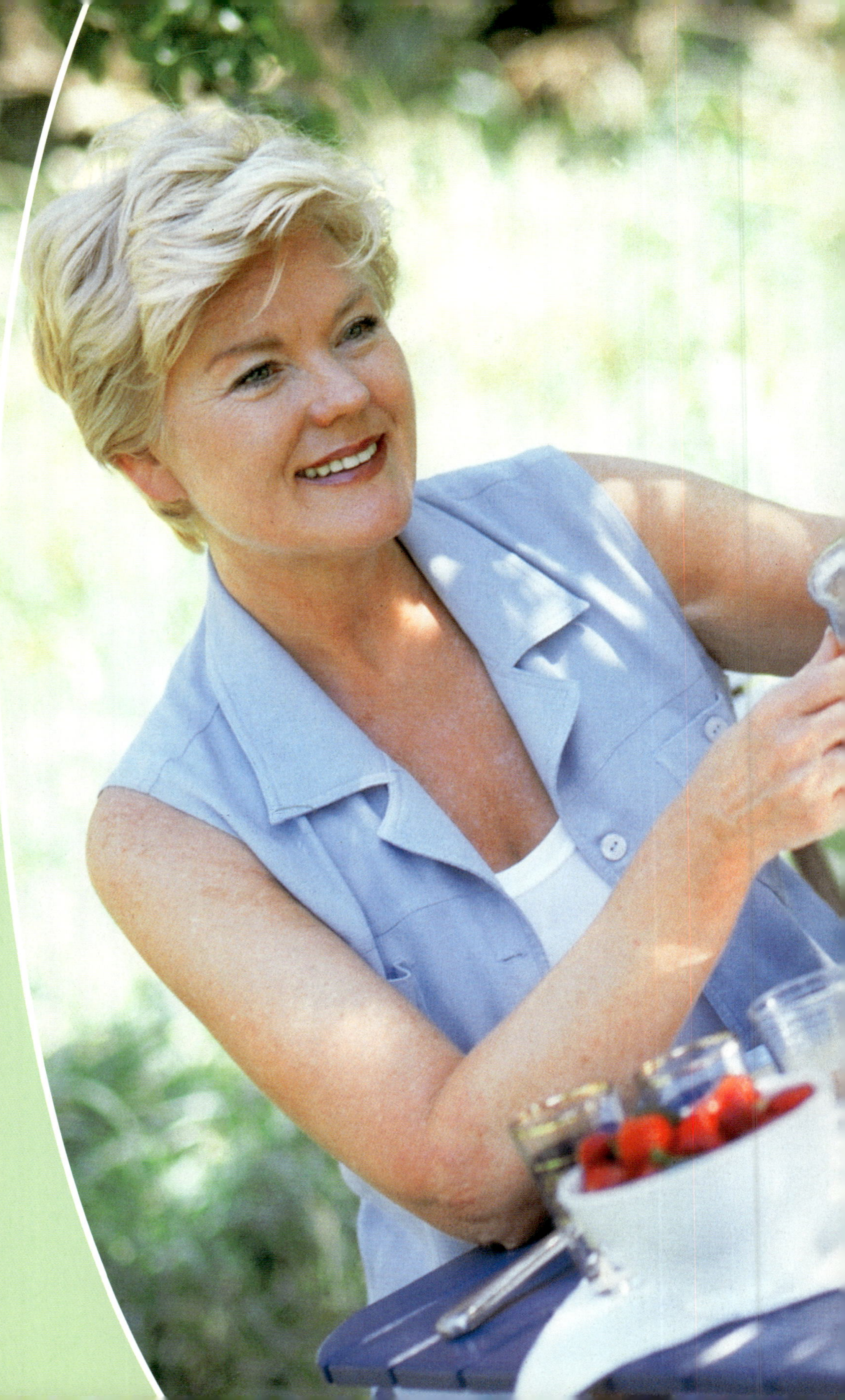

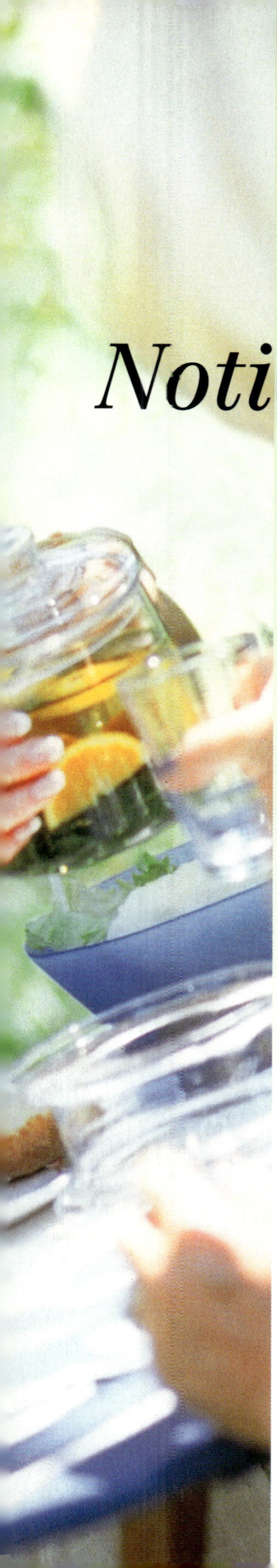

Notions de base

L'infarctus du myocarde et les occlusions artérielles ne sont en aucun cas une fatalité et peuvent être évités grâce à des mesures préventives bien ciblées. La plus efficace consiste à a adopter, dès son jeune âge, un mode de vie qui ne risque pas de provoquer, à l'âge adulte, des rétrécissements vasculaires. Et si vous avez déjà été victime d'un infarctus, il est encore plus important de mener une vie saine, à savoir : manger équilibré, le moins gras possible, et faire beaucoup d'exercice.

Comment fonctionnent le cœur et les vaisseaux

En France, **plus de 70.000 personnes** meurent chaque année d'un infarctus du myocarde, première cause de mortalité dans notre pays. L'angine de poitrine, l'infarctus et la mort subite sont dus à une artériosclérose des artères coronaires, une maladie multifactorielle : outre la prédisposition individuelle, la surcharge pondérale, le tabac, l'excès d'alcool, le manque d'exercice, un dysfonctionnement du métabolisme lipidique, le diabète et, surtout, l'hypertension artérielle, sont d'importants facteurs de risque d'infarctus. Pour comprendre les causes de survenue d'un infarctus du myocarde, il est nécessaire de savoir comment fonctionnent le cœur et les vaisseaux.

Le cœur, moteur de la vie

Le cœur est situé entre les deux poumons. De la taille approximative d'un poing fermé, il pèse environ 300 grammes chez l'homme et 220 grammes chez la femme. Il s'adosse à l'œsophage et sa partie inférieure repose sur le diaphragme.
Le cœur est un organe musculaire creux, c'est-à-dire un muscle possédant une cavité dans laquelle circule le sang, pompé vers les artères. Le muscle cardiaque se compose de quatre parties : deux oreillettes (droite et gauche) et deux ventricules (droit et gauche). Les valves cardiaques régulent la direction du flux sanguin. Le muscle cardiaque est alimenté en sang oxygéné par les artères coronaires, qui passe ensuite dans les veines pulmonaires puis dans l'oreillette gauche.
La structure du cœur est presque symétrique. Sa moitié droite est séparée de sa moitié gauche par une cloison médiane, le septum. Le sang arrive d'abord dans la partie droite, d'où il est expulsé vers les artères pulmonaires, puis vers les capillaires pulmonaires, où il reçoit de l'oxygène. Le sang oxygéné passe ensuite dans les veines pulmonaires puis dans la partie gauche

du cœur, d'où il est propulsé vers toutes les artères, puis tous les organes du corps. Il débouche sur un réseau de vaisseaux à paroi très mince, les capillaires, grâce auxquels chaque cellule du corps sera alimentée en nutriments et en oxygène.

Pour que le cœur puisse pomper le sang vers le reste du corps, le muscle cardiaque se contracte et se relâche sur un rythme régulier. Il faut pour cela que l'activité des différentes parties du cœur soit bien coordonnée. Le rythme cardiaque est provoqué par des impulsions électriques générées par le nœud sino-auriculaire, véritable " stimulateur cardiaque naturel " situé dans l'oreillette droite, qui sont ensuite propagées des nerfs vers les muscles par un faisceau de fibres.

Information complémentaire

Les stimulateurs cardiaques artificiels, ou pacemakers, permettent d'instaurer une fréquence cardiaque normale : la pile est placée dans le cœur droit.

Comment le médecin vérifie-t-il l'activité cardiaque ?

- Le cardiologue, spécialiste des maladies cardio-vasculaires, vérifie l'activité électrique du cœur au moyen d'un électrocardiogramme (ECG). L'ECG est un tracé des variations cardiaques se produisant par la propagation de l'excitation et non par la contraction du muscle cardiaque lui-même. L'ECG permet, entre autres, de localiser les infarctus du myocarde.
- À l'aide d'un stéthoscope, le médecin peut écouter les bruits du cœur lorsque celui-ci se contracte et se relâche. Ces bruits donnent des indications sur les maladies du cœur et des valvules cardiaques.
- Enfin, le pouls : le remplissage et la contraction du cœur se répètent environ 70 fois par minute chez l'adulte. À chaque battement, le cœur pompe 70 millilitres de sang vers l'aorte. Le débit sanguin est donc de 5 litres par minute, soit la presque totalité du sang présent dans le corps humain. Le volume sanguin d'un adulte se monte en moyenne à 7 pour cent de son poids corporel. Une hausse du pouls provoque une augmentation du flux sanguin vers les artères et, par conséquent, de la tension artérielle.

Les vaisseaux sanguins : un système de transport

Grâce à l'appareil circulatoire, le sang parvient dans tous les organes et les alimente en substances vitales. L'organisme humain ne pourrait exister si le sang ne lui apportait pas oxygène, glucides, protéines, glucides, vitamines, minéraux et eau, et n'éliminait pas les produits finaux du métabolisme et les toxines. Ce transport est assuré par l'appareil circulatoire et le système lymphatique. Le premier est en quelque sorte " l'alimentation en carburant " des milliards de cellules du moteur humain. Par l'intermédiaire des artères, le cœur pompe le sang vers les organes, dont il revient jusqu'au cœur par le système veineux. Les échanges gazeux se produisent dans les alvéoles pulmonaires : c'est là que le dioxyde de carbone du sang est rejeté dans l'air au moment de l'expiration et que le sang se charge en oxygène de l'air au moment de l'inspiration.

Remarques

Le cœur et les vaisseaux sanguins constituent l'appareil circulatoire du sang. C'est lui qui assure la distribution de l'oxygène et des nutriments alimentaires dans le corps.

La paroi des vaisseaux sanguins

La paroi des vaisseaux sanguins (artères, veines), à l'exception des plus petits (capillaires), se compose de trois couches : la tunique interne (intima), faite de cellules endothéliales et de tissu conjonctif, la tunique moyenne (media) et la tunique externe (adventice). L'affection la plus fréquente de la couche interne des artères est l'artériosclérose, qui se caractérise par des dépôts de cholestérol, de graisse et de minéraux. Ces dépôts provoquent une perte d'élasticité et un rétrécissement de l'artère et, dans les cas les plus graves, une occlusion totale de celleci (voir pages 15 et suivantes).

Les facteurs de risque cardio-vasculaire

L'un des plus graves facteurs de risque est le tabagisme. Après deux ans d'arrêt du tabac, un ancien fumeur peut se réjouir : le

NOTIONS DE BASE

risque de subir un infarctus est presque égal à celui du non fumeur. Il vaut donc la peine d'arrêter de fumer !
Des millions de personnes souffrent d'hypertension artérielle. Or, ce facteur de risque important est souvent sous-estimé.
Une lipidémie élevée peut également entraîner des affections vasculaires. La plupart des troubles du métabolisme lipidique apparaissent parallèlement à une surcharge pondérale, un manque d'exercice et une consommation d'alcool élevée.
Les diabétiques sont particulièrement vulnérables aux maladies vasculaires et doivent prendre des mesures préventives draconiennes : le traitement de la glycémie et son retour à un niveau normal contribuent à prévenir un infarctus du myocarde.
Le même principe s'applique à ceux qui souffrent de troubles du rythme cardiaque (arythmies). L'un d'eux, la tachycardie, peut conduire à une maladie coronarienne comme l'infarctus. Ces troubles, tout comme le diabète, se soignent bien à l'aide de médicaments. Mais adopter une hygiène de vie saine et ménager ses artères est encore le meilleur moyen de vivre vieux et en bonne santé. Les personnes concernées par un ou plusieurs de ces facteurs doivent absolument intervenir en amont et les réduire progressivement.

Facteurs de risque d'infarctus du myocarde et d'occlusion vasculaire

- Hypertension artérielle (HTA)
- Troubles du métabolisme lipidique
- Diabète
- Tachycardie
- Tabac
- Alcool
- Mauvaise alimentation et surpoids
- Sédentarité
- Antécédents familiaux
- Âge
- Stress

L'infarctus du myocarde et ses causes

L'hypertension artérielle est un mal fréquent dans notre société de consommation, et touche en France plus de 25 pour cent des adultes. Mais la plupart d'entre eux ne savent rien de leur maladie qui, dans un premier temps, n'est accompagnée d'aucune douleur et que le médecin ne détecte souvent que de façon fortuite, lors d'un examen de routine. Or, l'hypertension artérielle est l'une des causes principales de maladies cardio-vasculaires graves et souvent mortelles. Plus de la moitié des patients souffrant de cette affection développent une artériosclérose. Et si d'autres facteurs de risque s'y ajoutent, comme le tabac, le diabète ou la dyslipidémie, le risque d'infarctus du myocarde est grand. Évitez d'en arriver là !

Le facteur de risque hypertension artérielle (HTA)

L'hypertension est le pire ennemi des vaisseaux. Chez un sujet en bonne santé, le cœur envoie le flux sanguin dans les organes du corps par l'intermédiaire des vaisseaux et doit fournir une pression d'alimentation optimale et constante. Si les vaisseaux sont rétrécis ou rigidifiés par la présence de dépôts, les différentes régions du corps ne peuvent plus être alimentées correctement. Le cœur essaie alors de franchir les obstacles en pompant davantage, ce qui élève la pression sanguine, ou tension artérielle.
Dans les artères, qui acheminent le sang vers les organes, la pression sanguine est plus élevée que dans les veines, par lesquelles il revient au cœur.
Les patients souffrant de HTA ont souvent le visage rougeaud et transpirent facilement mais ne ressentent pas, ou peu, de douleurs. En général, cette maladie n'est donc diagnostiquée qu'une fois les vaisseaux déjà endommagés et lorsque des signes de maladie cardio-vasculaire apparaissent : difficultés respiratoires,

vertiges, sifflements d'oreille, douleur constrictive dans la poitrine ou maux de tête.

Une HTA permanente fait vieillir prématurément les vaisseaux, les rigidifie et les fragilise : l'infarctus du myocarde en est souvent la conséquence. Il est donc vital de se faire soigner !

Comment mesure-t-on la tension artérielle ?

La détection d'une HTA est simple et indolore au moyen d'un brassard gonflable. Lorsque le muscle cardiaque se rétracte et expulse le sang (processus appelé systole), la pression est particulièrement élevée. C'est pourquoi cette valeur supérieure (première valeur) est appelée pression systolique. Entre deux battements de cœur, lorsque le cœur se relâche et se remplit de sang neuf (la diastole), la pression est plus basse. Cette valeur inférieure (seconde valeur) est appelée pression diastolique. Ces deux valeurs sont déterminées par la mesure de la tension artérielle et sont exprimées en millimètres de mercure (mmHg) : les premiers tensiomètres mesuraient la pression à l'aide d'une colonne de mercure (Hg = mercure) sur laquelle se lisaient les valeurs.

La tension artérielle idéale

Chez l'adulte, la valeur maximale doit être de 100 à 130 mmHg et la valeur minimale de 60 à 80 mmHg. La différence entre la pression systolique et la pression diastolique se situe donc autour de 50 mmHg. Ces valeurs au repos peuvent varier selon l'état physique ou psychique du patient : c'est pourquoi on ne peut poser un diagnostic de HTA qu'après une période de mesures s'étalant sur 24 heures. Pendant cette durée, le patient porte en permanence sur lui un appareil de mesure et un brassard.

Tableau des valeurs de tension artérielle :

Normal	moins de 130	jusqu'à	85 mmHg
Hypertension légère	140 à 159	jusqu'à	90 à 99 mmHg
Hypertension moyenne	160 à 179	jusqu'à	100 à 109 mmHg
Hypertension sévère	180 à 209	jusqu'à	110 à 119 mmHg
Hypertension très sévère	plus de 210	jusqu'à	120 mmHg

Régulation de la tension artérielle

Le niveau de la pression sanguine dépend de différents facteurs. L'activité physique est particulièrement importante car plus les muscles doivent travailler, plus le cœur doit pomper de sang vers les artères, ce qui élève la tension artérielle. De plus, la résistance des artères au débit sanguin est de toute importance : si les vaisseaux sont calcifiés, leur diamètre (lumière) est moindre et la pression augmente. Grâce à ses muscles, un vaisseau sanguin sain peut se rétrécir et se dilater naturellement, alors qu'un vaisseau calcifié est rigide et la pression y est toujours élevée. Enfin, le volume sanguin présent dans le corps est lui aussi déterminant : plus le flux sanguin est élevé, plus la pression est forte. Ce point est capital pour les personnes souffrant de surcharge pondérale.

Remarques

Dans certaines situations, il est normal que la tension artérielle augmente. C'est le cas, notamment, lorsque l'on court pour attraper un autobus. Une HTA passagère peut également avoir des causes psychiques : lorsque l'on s'énerve, certaines hormones font élever la pression sanguine. Des valeurs dépassant 200 mmHg sur une courte durée sont donc possibles, voire normales.

Les causes de l'hypertension artérielle

Chez de nombreux sujets, la HTA est la conséquence d'une pathologie : c'est ce que les médecins appellent « hypertension secondaire ». Le plus souvent, cette forme de HTA provient de problèmes rénaux, de troubles hormonaux ou du diabète. Seuls 10 pour cent des patients souffrant de HTA présentent cette forme d'hypertension secondaire.

L'hypertension primaire, ou essentielle, est bien plus fréquente. Caractérisée par l'absence de toute cause organique, elle est attribuée le plus souvent à de mauvaises conditions de vie : suralimentation, tabac, stress et sédentarité. Essayez d'éviter ces quatre facteurs de risque ! Parmi les autres, on peut citer l'alcool, la prédisposition héréditaire et l'artériosclérose.

Traitement de la HTA

En tout premier lieu, le médecin doit vérifier si une maladie ne se cache pas derrière l'hypertension. S'il la diagnostique et la traite, la pression sanguine revient à la normale. Mais si la HTA est essentielle, au traitement thérapeutique doit s'ajouter un changement de mode de vie. L'activité physique, la réduction du stress et l'abandon de l'alcool et du tabac sont les principales mesures permettant d'abaisser la tension artérielle. De plus, il est important d'introduire des végétaux dans son régime alimentaire et de bien choisir les graisses que l'on absorbe. Les meilleures sont celles dont la teneur en acides gras monoinsaturés et polyinsaturés est élevée, en particulier les acides gras oméga 3 (voir pages 27 et suivantes). Toutefois, ces mesures ne suffisent pas toujours à normaliser la pression sanguine et il faut suivre un traitement thérapeutique.

Le facteur de risque artériosclérose

L'artériosclérose est la maladie artérielle la plus fréquente et se développe à partir d'une inflammation chronique de la paroi interne des artères. Les vaisseaux durcissent, épaississent et perdent leur élasticité. Si un vaisseau alimentant le cerveau en sang est atteint, la conséquence est un accident vasculaire cérébral. Si les coronaires sont touchées et s'obstruent, un infarctus du myocarde est à craindre. Parmi les maladies coronariennes, on compte également l'angine de poitrine, qui se manifeste par des difficultés respiratoires, des douleurs constrictives au niveau de la cage thoracique et une sensation de mort imminente : il s'agit souvent des signes avant-coureurs d'un infarctus du myocarde. Les signes annonçant une artériosclérose, en revanche, sont rares. Lorsque se présentent des douleurs cardiaques, un essoufflement, des troubles de la circulation dans les jambes et des « petites attaques », la calcification des vaisseaux est déjà bien avancée.

Comment se forme l'artériosclérose ?

L'intérieur de nos artères est recouvert d'une couche mince de fines cellules, l'endothélium. Certaines substances présentes

dans le sang, comme le cholestérol LDL (voir pages 34 et suivantes) et les radicaux libres endommagent les cellules endothéliales, qui finissent par s'enflammer. Le corps tente alors de remédier à cette inflammation en ajoutant une couche supplémentaire, ce qui rétrécit l'artère. Les inflammations répétées rendent l'endothélium de plus en plus fragile et perméable, de sorte qu'une quantité croissante de cholestérol peut infiltrer les parois artérielles. Au fil des années, une quantité excessive de graisses dans le sang, sous la forme de lipoprotéines, se dépose sur les parois, dont la déchirure libère des cellules spumeuses riches en graisses : la formation d'un caillot de sang (ou thrombus) peut obstruer subitement le vaisseau et provoquer un accident vasculaire cérébral, un infarctus du myocarde ou l'occlusion d'autres artères.
Les dépôts de graisses et de cholestérol dans les artères, appelés « plaques », sont entourés de tissu conjonctif et de dépôts minéraux : c'est pourquoi on parle de calcification des artères. La couche endothéliale normale disparaît donc progressivement en se couvrant de plaquettes sanguines capables de s'agglomérer en caillot. Le flux sanguin ne passe plus et un infarctus peut survenir.

Symptômes précurseurs d'une occlusion artérielle

- Engourdissement passager dans les pieds et les orteils
- Refroidissement fréquent des extrémités
- Douleurs dans les mollets pendant la marche et au repos
- Troubles de croissance des poils des jambes et des ongles de pieds
- Guérison difficile des plaies
- Impotence et troubles de l'érection
- Ulcères et inflammations
- Coloration rouge à bleu foncé de la peau

Que faire en cas d'occlusion aiguë ?

Une telle situation est un cas d'urgence : il est indispensable d'appeler sans délai les services de secours. Lorsqu'un problème de rétrécissement vasculaire n'a pas été traité correctement, les lésions formées cicatrisent mal. En stade final, le tissu se nécrose et la région atteinte doit être amputée.

L'infarctus du myocarde : mieux vaut prévenir que guérir

On compte chaque année en France environ 110.000 nouveaux cas d'infarctus et 70.000 à 90.000 décès par infarctus ou séquelles d'infarctus. De nombreux malades peuvent être sauvés à condition qu'ils soient hospitalisés dans les plus brefs délais : les méthodes de traitement récentes, comme le thrombolyse (dissolution du caillot), ne sont efficaces que dans les premières heures. Mais, bien entendu, la meilleure façon d'éviter une morte subite est de prévenir l'infarctus.

Les signes avant-coureurs : la maladie coronarienne

Notre cœur bat environ 100.000 fois par jour. Lorsque les artères coronaires sont calcifiées (artériosclérose), le cœur ne reçoit plus suffisamment d'oxygène et de nutriments et se manifeste sous la forme d'une douleur forte. Les symptômes peuvent disparaître au repos ou après un traitement thérapeutique. Au fil des jours, des semaines ou des années, une ou plusieurs artères peuvent se boucher complètement et provoquer un infarctus du myocarde.

L'infarctus

Lorsqu'une ou plusieurs artères coronaires calcifiées s'obstruent totalement, le sang ne peut plus circuler et le tissu cardiaque situé en amont de l'occlusion est privé d'oxygène et de nutriments. La zone cardiaque touchée se nécrose, ce qui ne signifie pas que le cœur ne peut plus du tout travailler. Cela dépend de la taille de l'artère obstruée : plus elle est grosse à l'origine, plus le muscle cardiaque se nécrose et plus la fonction cardiaque s'en ressent. De plus, l'infarctus du myocarde peut provoquer des troubles du rythme cardiaque (arythmies) graves. Le cœur ne fonctionne plus comme il le devrait.

Symptômes annonciateurs d'un infarctus

Dans bien des cas, un infarctus aigu commence par une angine de poitrine. Celle-ci provoque une douleur oppressante, une sensation de constriction dans la poitrine due au déficit en oxygène. En règle générale, la douleur est une pression diffuse, souvent décrite comme un élancement brûlant ou piquant. Elle peut siéger derrière le sternum, enserrer le cou, comprimer la cage thoracique ou se diffuser dans les épaules, le bras gauche ou le dos. L'angine de poitrine survient le plus souvent dans les états de fatigue physique, d'énervement, après un repas trop copieux ou un refroidissement. Si elle apparaît au repos, l'infarctus peut se produire à tout moment. Pour l'éviter, un traitement stationnaire à l'hôpital est indispensable.

Les symptômes d'infarctus aigu

L'infarctus aigu provoque les mêmes douleurs que l'angine de poitrine, mais de façon nettement plus violente. Les crises peuvent durer plus de trente minutes et gagner sans cesse en intensité.
Selon l'individu, les symptômes sont très variables. Toute crise d'angine de poitrine durant plus de quinze minutes et causant une douleur inhabituellement forte peut être un infarctus, même en l'absence d'autres symptômes. Appelez immédiatement des secours ! Plus ils interviendront vite, plus les chances de survie du patient seront élevées.

Symptômes d'infarctus

- Sensation oppressante dans la poitrine
- Pression diffuse, tiraillements ou douleur aiguë dans la poitrine
- Douleur irradiante dans le bras gauche, le dos, le ventre, le maxillaire inférieur ou entre les omoplates
- Nausées et vomissements
- Visage livide
- Sueurs froides
- Palpitations
- Difficultés respiratoires
- Syncope soudaine, perte de conscience
- Angoisse
- Peur de mourir

Remarques

En cas d'infarctus, chaque minute compte : c'est une question de vie ou de mort ! Appelez immédiatement le SAMU !

Comment traiter un infarctus et empêcher une récidive ?

Le plus rapidement possible, le médecin décide s'il faut administrer un traitement thérapeutique, dissoudre le caillot ou déboucher l'artère à l'aide d'une cathéter à ballonnet gonflable (angioplastie transluminale).

Le cathéter à ballonnet : le médecin introduit une fine sonde dans l'aorte et, sous contrôle radiologique, l'amène jusqu'au rétrécissement. Le ballon est ensuite gonflé à très haute pression et écrase ainsi l'obstacle : le sang peut à nouveau circuler. Cette thérapie est réalisée sous anesthésie locale. Le cathéter est généralement introduit dans la région inguinale, puis poussé jusqu'à l'obstruction. Pour maintenir l'ouverture, une thérapie médicamenteuse, de l'exercice physique et une alimentation saine sont de rigueur.

Le pontage coronarien : : le risque est grand de subir un second infarctus dans les cinq années suivant le premier. Outre le changement de mode de vie, les médicaments et certaines autres mesures médicales comme le pontage coronarien jouent un rôle prépondérant. Cette opération consiste à court-circuiter la portion malade en greffant entre l'aorte et l'artère bouchée un segment de veine, généralement prélevé sur la jambe.

Avant d'en arriver là, on ne répétera jamais assez qu'il vaut mieux prévenir que guérir ! Et si vous avez déjà subi un infarctus, faites tout pour en éviter un second. Changer votre hygiène de vie et votre alimentation en suivant les conseils de cet ouvrage vous permettra de vous remettre rapidement et de réduire au maximum les risques de récidive.

L'exercice physique protège le cœur et les vaisseaux

La santé est étroitement liée au mode de vie. L'infarctus du myocarde, notamment, peut être évité en modifiant ses habitudes de vie. Les décès par maladie cardio-vasculaire, y compris de personnes relativement jeunes, sont bien trop élevés. C'est tout à fait anormal.

Nous sommes trop sédentaires !

Une activité d'endurance physique régulière améliore la résistance et les performances du corps, renforce le système immunitaire, brûle les tissus adipeux, fortifie la musculature, abaisse la glycémie et la tension artérielle et réduit le stress. Après un infarctus du myocarde, l'exercice physique est non seulement autorisé, mais nécessaire. Après consultation de leur médecin, les personnes ayant subi un infarctus ont tout à gagner à suivre un programme de cardio-training dans un centre de gymnique ou un club sportif. De plus, l'exercice physique influe sur la capacité du sang à coaguler et ralentit la formation de l'artériosclérose (athérogenèse). La fréquence cardiaque à l'entraînement doit être de 180 moins l'âge du sujet et les séances, à raison de trois au moins par semaine, doivent durer chacune entre 20 et 45 minutes. Faites le maximum pour intégrer ces séances dans votre emploi du temps hebdomadaire, c'est vital.
L'exercice physique régulier réduit donc les risques de maladies cardio-vasculaires. Préférez les activités d'endurance comme le jogging, la marche, la natation, la danse le vélo ou les longues promenades. Même monter et descendre régulièrement un escalier est bénéfique pour le cœur. En revanche, les activités stressantes et intenses comme l'haltérophilie, le squash ou le bodybuilding ne sont pas recommandées. Il est important d'augmenter lentement mais sûrement votre activité physique et de maintenir votre fréquence cardiaque entre 100 et 130.

Alimentation saine : une bonne action pour votre cœur

Bien qu'il ne soit plus à démontrer que l'on peut réduire les risques de maladies cardio-vasculaires en adoptant un comportement sain, nombre d'habitants des pays industrialisés ont une alimentation trop calorique et grasse. Dans nos contrées, la consommation de sel dans l'alimentation ne présente pas un risque élevé : située entre 6 et 9 grammes par jour, elle reste conforme aux recommandations internationales. Néanmoins, un certain apport en sel iodé fluoré est conseillé. Chacun d'entre nous absorbe en moyenne 130 grammes de lipides par jour. S'agissant principalement de graisses animales, donc d'acides gras saturés, elles présentent un risque pour la santé. Enfin, essayez d'éviter les excès de sucre.

Le poids idéal

Les personnes en surpoids courent un grand risque de maladie cardio-vasculaire pouvant conduire à un infarctus du myocarde. Actuellement en France, un adulte sur cinq est en surcharge pondérale. Le poids corporel idéal se calcule à partir du poids réel et de la taille : il permet d'obtenir l'Indice de Masse Corporelle (IMC).

Calcul de l'IMC

$$\frac{\text{Poids corporel en kilogrammes}}{\text{Taille en mètres x taille en mètres}}$$

Exemples

1. Taille : 1,80 m ; poids : 75 kg ; IMC = 75 : (1,80)_ = 23
Poids normal.
2. Taille : 1,64 m ; poids : 79 kg ; IMC = 79 : (1,64)_ = 29
Surpoids : il faut maigrir pour soulager son cœur et ses vaisseaux.

Un IMC inférieur à 19 est trop faible et supérieur à 25 trop élevé. À partir de 30, il faut absolument perdre du poids.

Besoins énergétiques

La dépense et l'apport énergétiques déterminent le poids corporel. Si la dépense est inférieure à l'apport, le poids corporel augmente. Si le rapport est inversé – en diminuant l'absorption de graisses, par exemple – on maigrit. Les besoins énergétiques sont faciles à calculer. Ils s'amenuisent avec l'âge car le processus de vieillissement diminue la part musculaire du corps et augmente la proportion de tissu adipeux.

Vos besoins énergétiques :

25 ans	2.400 kcal par jour
45 ans	2.200 kcal par jour
65 ans	2.000 kcal par jour

Maigrir n'est pas si difficile

Chez l'Homme, 1 kilogramme de tissu adipeux contient environ 7.000 kilocalories. Pour éliminer 1 kilogramme de graisse corporelle, il faut donc absorber 7.000 kilocalories en moins. Si vous devez perdre 5 kilos, il faut donc réduire votre régime alimentaire de 35.000 kilocalories. En admettant que vos besoins énergétiques se montent à 2.400 kilocalories, en suivant un régime quotidien de 1.500 kilocalories, vous économisez 900 kilocalories par jour : vous atteindrez donc le poids souhaité au bout de 39 jours environ (35.000 : 900 = 38,89).

Contrôlez votre poids deux fois par semaine à la même heure. Si vous réussissez à normaliser votre poids et à ne pas regrossir, vous préservez durablement vos vaisseaux, votre cœur et votre métabolisme des risques d'infarctus. Discutez d'abord avec votre médecin de tout régime amaigrissant et, surtout, n'essayez pas les régimes « express » : le jeûne est très dangereux pour les malades coronariens.

Information complémentaire

Pour maigrir, le régime idéal est de 1.200 à 1.800 kilocalories par jour : cela suffit à rassasier, élimine progressivement le surpoids et fait du bien au cœur et aux vaisseaux.

Les hydrates de carbone dans un régime bénéfique pour le cœur

Les hydrates de carbone (ou glucides) délivrent au corps 4 kilocalories par gramme. Ce sont eux qui assurent l'apport énergétique direct aux cellules corporelles. Les fruits, les légumes, le pain, les pommes de terre, les céréales, le riz, les pâtes, le sucre, le lait et les légumineuses se composent essentiellement d'hydrates de carbone. Hormis ceux contenant du sucre, tous les aliments riches en hydrates de carbone sont relativement peu caloriques, rassasient et sont bons pour la santé. La moitié au moins de l'énergie fournie par l'alimentation doit provenir des hydrates de carbone, soit 3,5 grammes par kilogramme de poids corporel. Enfin, les hydrates de carbone ne sont pas nocifs pour les vaisseaux et la tension artérielle.

Les fibres alimentaires abaissent la cholestérolémie

Bien que rangées dans la catégorie des hydrates de carbone, les fibres alimentaires ne fournissent aucune calorie. Les aliments riches en fibres rassasient de façon durable, ne font pas grossir, préviennent la constipation et abaissent la lipidémie. C'est pourquoi il faut manger régulièrement des fruits, des légumes, de la salade, des produits aux céréales complètes et du pain complet. La cellulose, notamment, est très bénéfique : on la trouve dans les céréales et l'on peut s'en procurer sous forme de capsules dans les magasins diététiques. Absorbées avec beaucoup d'eau avant les repas, elles sont rassasiantes. Les fibres alimentaires hydrosolubles ont un effet hypocholestérolémiant efficace. (Voir pages 34 et suivantes).

Les lipides dans un régime bénéfique pour le cœur

À raison de 9 kilocalories par gramme, les lipides (graisses) sont les nutriments les plus énergétiques. Dans les sociétés occidentales, on en consomme deux fois plus que ce dont le corps a besoin. L'excès de lipides est la cause principale de la surcharge pondérale et les personnes souffrant de maladies cardio-vasculaires doivent être particulièrement vigilantes sur la quantité de graisses qu'elles absorbent. En effet, certaines sont bonnes pour la santé et d'autres mauvaises. Le régime journalier ne doit pas compter plus de 30 à 35 pour cent d'énergie sous forme de graisses, soit un maximum de 1 gramme par kilo de poids corporel. En règle générale, les graisses d'origine végétale sont meilleures pour la santé que les graisses animales. Pour les corps gras à tartiner, préférez la margarine allégée ou diététique. Pour les graisses de cuisson, choisissez de petites quantités d'huile végétale (maïs, soja, colza). Enfin, pour les vinaigrettes, optez pour une c. à café par personne d'huile d'olive, de noix ou de tournesol.

Que sont les triglycérides ?

En résumé, les triglycérides sont des graisses alimentaires qui, après avoir été synthétisées dans l'intestin grêle, passent dans le sang. Vecteurs énergétiques importants, elles se localisent souvent sur les hanches, les fesses et le ventre. Si le niveau des triglycérides – ou graisses neutres – dans le sang est trop élevé, il y a risque d'artériosclérose. Les scientifiques savent aujourd'hui qu'une trop grande quantité de graisses neutres dans le sang peut provoquer des maladies cardio-vasculaires. Souvent, l'hypertriglycéridémie (excès de triglycérides dans le sang) peut être à l'origine d'une hyperglycémie ou d'un diabète. En cas d'hypertriglycéridémie, il faut veiller à ne pas absorber trop de graisses, notamment les acides gras saturés, trop de sucre ni trop d'alcool, ce dernier causant une élévation des graisses neutres dans le sang.

Le rôle des acides gras

Les triglycérides se composent de glycérol et de trois acides gras. La structure chimique de ces derniers varie : ils peuvent être saturés, mono insaturés ou poly insaturés. Un seul d'entre eux, l'acide linoléique, est vital et doit être absorbé quotidiennement. Les acides gras saturés sont superflus et mauvais pour les vaisseaux. Quant aux acides gras mono insaturés et poly insaturés, ils sont bénéfiques dans le cadre d'un régime amaigrissant et abaissent le niveau de cholestérol total, en particulier les LDL. Les HDL ne diminuent que si l'on absorbe trop de ces acides gras (voir pages 34 et suivantes).

Quelles sont les bonnes graisses ?

Une absorption de graisses et un apport énergétique trop élevés sont les principales causes de surcharge pondérale et d'hyperlipidémie. Ces deux dysfonctionnements, à leur tour, sont des facteurs de risque cardio-vasculaire. Nous absorbons chaque jour une moyenne de 130 à 140 grammes de lipides alors que 60 à 80 grammes suffisent.

Pour éviter ou traiter l'hyperlipidémie (excès de cholestérol et de triglycérides dans le sang), il faut donc veiller à ce que l'apport énergétique quotidien ne contienne pas plus de 30 pour cent de graisses.

Effet des différents acides gras

	LDL	HDL	Triglycérides
Acides gras saturés (AGS)	↑↑↑	–	↑
Acides gras monoinsaturés (AGMI)	↓	↑	↓
Acides gras polyinsaturés (AGPI)	↓	↑	↓
Acides gras oméga 3	↓	–/↓	↓↓

Calcul des besoins lipidiques :
Poids corporel normal (taille en centimètres moins 100) x 30 :
___________ besoins énergétiques en kilocalories divisés par 27 :
___________ besoins énergétiques en grammes par jour.

Liste des principaux aliments à haute teneur en acides gras polyinsaturés (pour 100 grammes)

Huile de carthame	74 g
Huile de pépins de raisin	70 g
Huile de noix	68 g
Huile de tournesol et de germe de blé	61 g
Huile de soja	57 g
Huile de maïs	55 g
Noix (européennes)	43 g
Margarine diététique	43 g
Graines de tournesol fraîches	30 g

Liste des principaux aliments à haute teneur en acides gras polyinsaturés (suite)

Huile d'arachide	28 g
Noix du Brésil fraîche	25 g
Graines de potiron fraîches	24 g
Pignons de pin frais	23 g
Graines de sésame fraîches	22 g
Graines de lin fraîches	21 g

Liste des principaux aliments à haute teneur en acides gras monoinsaturés (pour 100 grammes)

Huile d'olive	71 g
Huile d'arachide	49 g
Huile de foie de morue	48 g
Noisettes fraîches	48 g
Huile de sésame	40 g
Amandes fraîches	37 g
Pistaches grillées et salées	37 g
Noix de cajou grillées	32 g
Olives noires	26 g
Huile de maïs	26 g
Beurre de cacahuète	25 g
Cacahuètes grillées	24 g
Huile de soja	24 g
Huile de tournesol	22 g
Noix du Brésil fraîches	22 g

Il est préférable d'éviter les aliments à haute teneur en acides gras saturés. Il s'agit principalement des graisses animales comme le saindoux, le beurre, le babeurre et la crème aigre (40 % M. G.), les fromages très gras comme le fromage frais (70 % M. G.), le parmesan, le cheddar au stade de crème, mais également le beurre de coco, la noix de coco râpée, l'huile de graines de palmier et la mayonnaise (80 % M. G.).

Évitez les acides gras trans (AGT)

On connaît mieux aujourd'hui les acides gras trans, dont la structure chimique est différente de celle des formes normales d'acides gras. Les AGT élèvent nettement le cholestérol LDL, mauvais pour les vaisseaux. Les graisses riches en AGT sont celles partiellement solidifiées que l'on trouve dans de nombreux corps gras pour la friture et la cuisson. C'est pourquoi les plats préparés, la pâte feuilletée et les fritures peuvent être riches en AGT. Mais les ruminants comme la vache en produisent également : on les trouve donc à l'état naturel dans les produits correspondants (lait, beurre, viande de bœuf). La margarine diététique et celle de type becel pro-activ n'en contiennent pas.

Les bienfaits de la mer : les acides gras oméga 3

Les acides gras oméga 3 présents dans certains poissons ont une influence positive sur la fluidité du sang. Ils ralentissent la formation des caillots sanguins et favorisent l'irrigation sanguine, en particulier celle des reins. Cette dernière propriété est capitale pour les diabétiques, plus sujets que d'autres aux troubles rénaux. Ils doivent donc ingérer chaque jour entre 0,5 et 1 gramme d'acides gras oméga 3 sous la forme de poisson (hareng, saumon, maquereau, thon...) ou de préparations à base d'huile de poisson. Les acides gras oméga 3 contribuent par ailleurs à abaisser la tension artérielle et la lipidémie.

Les protéines : des nutriments essentiels

Les protéines sont vitales et servent au corps de matériau de construction, notamment pour les muscles et les hormones. Un gramme de protéines fournit 4 kilocalories. Dans les sociétés occidentales, on consomme chaque jour près de 100 grammes de protéines, soit deux fois plus que ce qui est recommandé. Une consommation excessive de protéines favorise la survenue de troubles rénaux et de la goutte car les aliments qui en sont riches contiennent également une grande quantité de purine. Les protéines végétales (le soja, par exemple) ont un effet hy pocholestérolémiant. L'apport journalier ne doit pas dépasser

15 pour cent de l'apport énergétique total, soit au maximum 1 gramme de protéines par kilogramme de poids corporel.

Les vitamines et les minéraux

Les vitamines et les minéraux sont des substances vitales dont la fonction principale est de réguler différents processus métaboliques et de construire certains tissus (le calcium des os, par exemple). Dans le cadre d'une alimentation équilibrée et bénéfique pour le cœur et les vaisseaux, on trouve les principaux minéraux et vitamines dans les légumes. Seuls certains minéraux, le fluor, le magnésium, l'iode, le zinc et le fer, ainsi que la vitamine B peuvent faire défaut chez de nombreux sujets en bonne santé.
Ces dernières années a été accordée une importance toute particulière à certaines vitamines dites antioxydantes, susceptibles, entre autres, de protéger contre l'infarctus du myocarde et l'artériosclérose. Or, n'absorber que ces vitamines (A, C et E) est impossible. Il est donc important que l'apport en vitamines antioxydantes soit équilibré et contienne en même temps les bonnes graisses, sous la forme d'huiles végétales de haute qualité ou de margarine contenant beaucoup de vitamine E : celle-ci protège de l'oxydation, effet nocif de l'oxygène sur les cellules. Les besoins en fluor et en iode sont faciles à couvrir avec du sel iodé et fluoré et la consommation régulière de poisson de mer et de thé noir. La supplémentation en vitamines et en minéraux se discute avec le médecin traitant.

Les boissons

Il faut boire au moins deux litres par jour. Les boissons particulièrement bonnes pour la santé sont l'eau minérale, les tisanes, les jus de fruits et de légumes et l'eau du robinet. Le café et le thé ne sont pas proscrits mais contiennent de la théine et de la caféine, et peuvent mettre le cœur à l'épreuve. Il n'est donc pas recommandé de boire plus de quatre tasses de café ou de thé par jour. Sans compter qu'une trop forte consommation de café peut élever le taux de cholestérol. Si le café fait monter votre tension artérielle, préférez-lui du décaféiné.

La nicotine et l'alcool abîment le cœur et les vaisseaux

L'alcool fournit presque autant de calories que les graisses et contient 7 kilocalories par gramme. Les boissons alcoolisées sont donc particulièrement déconseillées pour les personnes en surcharge pondérale. Scientifiquement parlant, il est faux de dire que certaines boissons alcoolisées comme le vin rouge sont bonnes pour le système cardio-vasculaire : l'alcool est un poison entraînant un risque élevé de dépendance. Bien entendu, il n'est pas interdit de consommer des boissons à faible teneur alcoolique comme le vin rouge, le vin blanc ou la bière, mais pas plus d'un verre par jour : l'absorption quotidienne n'alcool ne doit pas excéder 10 à 15 grammes. Or, selon les statistiques, 11 pour cent des femmes et 27 pour cent des hommes boivent plus d'un ou deux verres par jour.
Les phytostérols si souvent loués (voir pages 33 et suivantes), présents en petite quantité dans le vin rouge, se trouvent en quantité bien plus importante dans les fruits, les légumes, les noix, les graines et les céréales. La consommation d'alcool peut provoquer des troubles du rythme cardiaque et n'est pas toujours compatible avec les médicaments destinés à prévenir ou à traiter les maladies cardio-vasculaires. Les alcools haussent la pression sanguine et, par conséquent, le risque de crise cardiaque et d'infarctus du myocarde.
Un autre moyen de réduire les risques cardio-vasculaires est d'arrêter de fumer ! Les preuves de la contribution du tabagisme à la survenue d'un cancer ou d'une affection cardio-vasculaire sont édifiantes : le tabac modifie de façon négative les propriétés du sang, accélère la fréquence cardiaque et prédispose à des troubles du rythme cardiaque. De plus, il réduit nettement la capacité du sang à transporter l'oxygène et celle des tissus à l'absorber. Enfin, le tabac élève les risques de thrombose.

Information complémentaire

Une consommation de dix cigarettes par jour hausse de 18 pour cent chez l'homme et 31 pour cent chez la femme le risque de mortalité par maladie cardio-vasculaire. Après deux ans d'abstinence, le risque d'infarctus chute de 30 à 40 pour cent.

Le mythe du cholestérol

Le cholestérol est une substance vitale pour les parois cellulaires, la sécrétion biliaire, la synthèse de certaines hormones et la production de vitamine D et de bien d'autres substances présentes dans le corps. L'organisme sait le produire, principalement au niveau du foie, et ne dépend donc pas de l'apport alimentaire. Sans cholestérol, nous ne pouvons vivre mais, s'il est en excès, il peut provoquer une calcification vasculaire. C'est le cas lorsque le taux de cholestérol LDL, le « mauvais » cholestérol, est élevé et le HDL, le « bon » cholestérol, est bas.

Le cholestérol n'est pas hydrosoluble

Le cholestérol est une substance grasse : il n'est donc pas soluble dans le sang et doit être y être acheminé par des transporteurs, les lipoprotéines, de grosses molécules constituées d'un noyau de lipides enrobé de protéines. Ces lipoprotéines jouent un rôle majeur dans les troubles du métabolisme lipidique. Leur densité dépend de leur teneur protidique : plus celle-ci est faible, plus les lipoprotéines sont légères. Les VLDL (very low density lipoproteins = lipoprotéines de très basse densité) véhiculent des lipides et du cholestérol et sont pauvres en protéines.

Les LDL (low density lipoproteins = lipoprotéines de basse densité) ont une teneur en protéines plus élevée. Elles contiennent de très grandes quantités de cholestérol, qu'elles transportent du foie vers l'ensemble du corps. Un taux de LDL élevé est mauvais car, en forte concentration, le LDL augmente le risque d'artériosclérose : tout excédent se fixe sur les parois des vaisseaux.

Les HDL (high density lipoproteins = lipoprotéines de haute densité) contiennent moins de lipides et de cholestérol et transportent le cholestérol des organes vers le foie. Un taux élevé de HDL est bon car celles-ci protègent contre l'artériosclérose en empêchant le cholestérol de se fixer. Dans le foie, le cholestérol produit les acides biliaires servant à la digestion dans l'intestin grêle. Enfin, les HDL contribuent à la dégradation des LDL.

Information complémentaire

Dix millions de Français ont une cholestérolémie supérieure à 250 mg/dl.

Jusqu'à la ménopause, les femmes ont habituellement un taux de HDL élevé et, par conséquent, sont protégées contre l'artériosclérose et l'infarctus du myocarde. Après la ménopause, l'infarctus est la principale cause de mortalité chez la femme également. Le « bon » cholestérol HDL augmente avec l'exercice physique régulier : c'est le cas des personnes pratiquant le jogging. Une alimentation saine peut élever les HDL et abaisser les LDL.

Valeurs idéales

- Triglycérides pas plus de 200 mg/dl
- Cholestérol total pas plus de 200 à 250 mg/dl
- LDL pas plus de 155 mg/dl
- HDL pas moins de 45 mg/dl

Nous avons besoin du cholestérol, mais il calcifie les vaisseaux

Aujourd'hui, les scientifiques ne considèrent plus l'apport en cholestérol alimentaire de la même façon qu'autrefois. Ils estiment qu'absorber moins de graisses et d'acides gras saturés est bien plus important que trop surveiller son cholestérol : rien ne vient contre-indiquer la consommation hebdomadaire de deux à quatre œufs, pourtant très riches en cholestérol. En outre, certaines personnes ne réagissent presque pas au cholestérol alimentaire, alors que d'autres y sont très vulnérables. La quantité maximale est de 300 à 400 milligrammes par jour. Le cholestérol ne se rencontre que dans les aliments d'origine animale : les végétaux en sont totalement dépourvus.

Les fibres alimentaires solubles abaissent la cholestérolémie

Le cholestérol fabriqué par le foie sert principalement à constituer les acides biliaires sans lesquels nous ne pouvons digérer les graisses. Par l'intermédiaire de la bile, le foie évacue ensuite ces acides vers la vésicule biliaire et l'intestin grêle. Le corps n'aimant pas gaspiller le cholestérol, il le récupère des acides biliaires après l'émulsion des lipides. Or, il existe des moyens

d'empêcher le corps de récupérer ce cholestérol : certaines fibres alimentaires hydrosolubles lient les acides biliaires avec le cholestérol et l'ensemble est ensuite éliminé avec les selles. Mais comme il doit ensuite reconstituer des acides biliaires, le corps récupère du cholestérol dans le sang, par le biais de récepteurs, pour l'envoyer dans le foie. Cela abaisse la cholestérolémie.
À cet effet, les graines riches en fibres alimentaires d'une variété de plantain (Plantago ovata ou psyllium) sont particulièrement efficaces : à raison de 3 grammes ingérés à chacun des trois repas, elles font baisser le cholestérol total de 10 à 20 pour cent et le cholestérol LDL de 15 à 25 pour cent. Le psyllium, qui contient plus de fibres alimentaires hypocholestérolémiantes que, par exemple, les flocons d'avoine et les graines de lin, s'achète dans les magasins diététiques. De façon générale, une alimentation riche en fibres (noix, fruits secs, céréales, légumineuses...) est idéale pour prévenir et traiter l'excès de cholestérol.

Liste des aliments riches en cholestérol (pour 100 g)

Jaune d'œuf de poule	1.260 mg
Huile de foie de morue	850 mg
Volaille	396 mg
Foie de bœuf	342 mg
Foie de porc	331 mg
Caviar (vrai)	300 mg
Biscuit cuiller	281 mg
Beurre	240 mg
Mayonnaise (80 % M. G.)	237 mg
Glace au lait	187 mg
Saucisson de foie de veau	185 mg
Crevettes fraîches	152 mg
Crustacés	145 mg
Beurre allégé	140 mg

Les médicaments contre le cholestérol élevé

L'hypercholestérolémie n'est pas toujours liée à une surconsommation de cholestérol ou de lipides alimentaires. La cause peut en être une prédisposition héréditaire. L'objectif de la thérapie médicamenteuse est de ramener à des valeurs normales les graisses neutres, les LDL ou les HDL. En règle générale, le traitement doit être suivi à vie. Et attention : il n'est efficace que si l'on change son régime alimentaire et son hygiène de vie.

Les phytostérols

Les stérols végétaux, ou phytostérols, composés naturels des fruits, des légumes, des légumineuses, des graines et des céréales, ne délivrent aucune énergie, mais apportent de l'arôme, de la saveur et de la couleur. Ils protègent les végétaux contre les effets nocifs de l'environnement et ont des propriétés bénéfiques pour l'homme. Les hydrates des carbone, les protéines et les lipides sont rangés dans la catégorie des substances primaires et les composés végétaux dans celle des substances secondaires. Ces dernières comptent neuf groupes, dont les phytostérols.

Les phytostérols protègent le cœur et les vaisseaux

De par leur structure chimique, les phytostérols sont très proches du cholestérol. Ils diminuent donc l'absorption intestinale du cholestérol (le cholestérol alimentaire et celui des acides biliaires) et favorisent l'excrétion du cholestérol dans les selles. De ce fait, ils abaissent nettement les concentrations de cholestérol total et de LDL dans le sang, mais pas les HDL, bénéfiques pour l'organisme. Les phytostérols sont présents à l'état naturel, en petites quantités, dans les aliments d'origine végétale riches en lipides comme les noix, les légumineuses, les graines de tournesol, le soja et les graines de sésame.

Remarques

Couleur, odeur et goût prononcés sont le signe d'une haute teneur en phytostérols. Privilégiez donc les brocolis, les poivrons rouges, jaunes et verts...

Un produit riche en phytostérols : le becel pro-activ

Le becel pro-activ, une nouvelle margarine enrichie en phytostérols, fait baisser le cholestérol LDL de 10 à 15 pour cent et, par conséquent, le risque d'infarctus du myocarde. Les phytostérols employés sont extraits de graines de tournesol, de soja et de colza. Diététique (35 % de matières grasses), cette margarine réduit par ailleurs l'apport lipidique total.

Teneur en phytostérols (en mg pour 100 g)

Légumes	1 à 100
Fruits	2 à 30
Céréales	1 à 200
Graines et noix	22 à 714
Huile de colza et de tournesol	100 à 800
Margarine	100 à 300
becel pro-activ	8.000

Les huiles végétales ont une teneur en phytostérols relativement élevée. L'effet hypocholestérolémiant de ces stérols est particulièrement marqué lorsqu'ils sont dissous dans des graisses, comme dans la margarine. Dans un régime alimentaire moyen, on en absorbe quotidiennement entre 0,2 et 0,4 grammes mais, pour abaisser les LDL, un apport journalier de 1,5 à 2 grammes est nécessaire. Cela correspond à une quantité de 20 à 25 grammes (soit deux cuillerées à soupe rases) de becel pro-activ par jour. Tout risque de surdosage est écarté. Le becel pro-activ est dépourvu de gluten et de produit laitier (parfait en cas d'intolérance au lactose et d'allergie aux protéines de lait) et idéal dans un régime strictement hyposodé. Pour absorber une quantité de phytostérols égale à celle contenue dans 20 grammes de **becel pro-activ**, il faut consommer 300 grammes de graines de tournesol. L'abaissement du cholestérol dans le sang, un processus relativement lent, intervient au bout de trois semaines d'absorption quotidienne de 20 à 25 grammes de **becel pro-activ.**

Becel pro-activ est le seul «aliment fonctionnel» (functional food) autorisé en France par les autorités réglementaires européennes et, par conséquent, la seule margarine offrant un tel niveau de sécurité et d'efficacité.

NOTIONS DE BASE

100 grammes de becel pro-activ contiennent :
360 kcal (1.480 kJ)
40 g de lipides (plus 8 g de stérols, qui n'ont aucune valeur calorique)
9 g d'acides gras saturés
11 g d'acides gras monoinsaturés
20 g d'acides gras polyinsaturés

L'homocystéine : un facteur de risque d'artériosclérose

Depuis quelques années, les scientifiques voient un lien entre l'homocystéinémie (excès d'homocystéine) et le risque d'artériosclérose. Les quatre effets de l'homocystéine sont les suivants :

- Endommagement des cellules des parois artérielles
- Influence sur la croissance des cellules musculaires lisses des parois vasculaires
- Tendance aux caillots de sang dans les vaisseaux
- Formation de liaisons oxygénées réactives et, par conséquent, oxydation des LDL

L'homocystéine est un précurseur de la méthionine, un acide aminé essentiel. Les vitamines B6, B12 et l'acide folique jouent un rôle majeur dans la transformation de la méthionine. Des études américaines indiquent que l'absorption de ces vitamines réduit le risque cardio-vasculaire. Les personnes ayant un déficit en vitamines B6, B12 et en acide folique montrent une homocystéinémie très élevée. C'est pourquoi il est recommandé d'inclure dans son régime alimentaire quotidien 400 microgrammes de folates, jusqu'à 1,5 milligramme de vitamine B6 et 3 microgrammes de vitamine B12. Selon les scientifiques, un tel régime pourrait réduire de 50.000 le nombre de décès d'origine coronaire aux États-Unis. L'industrie agroalimentaire américaine enrichit donc certains aliments comme les produits à base de céréales avec ces vitamines.

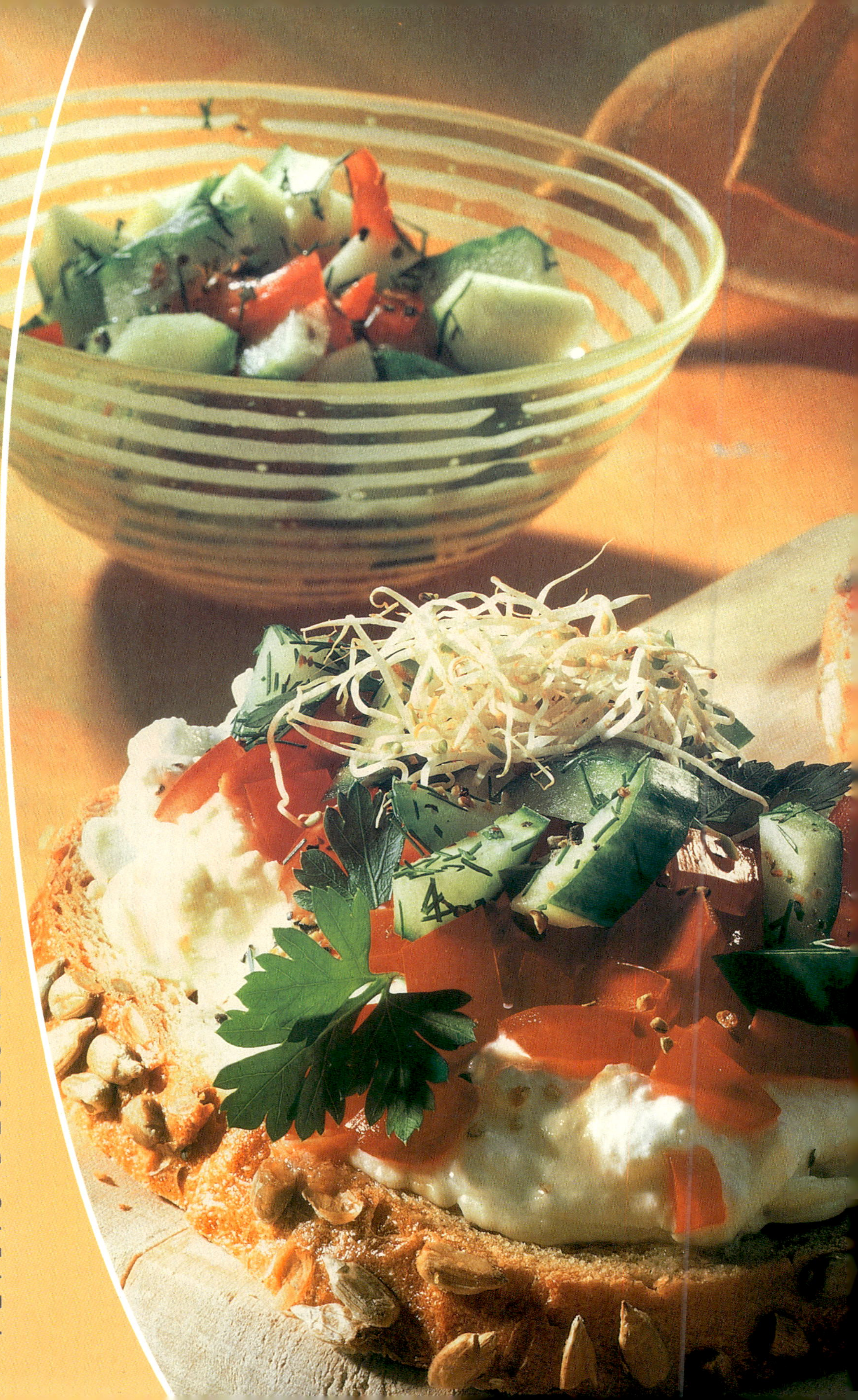

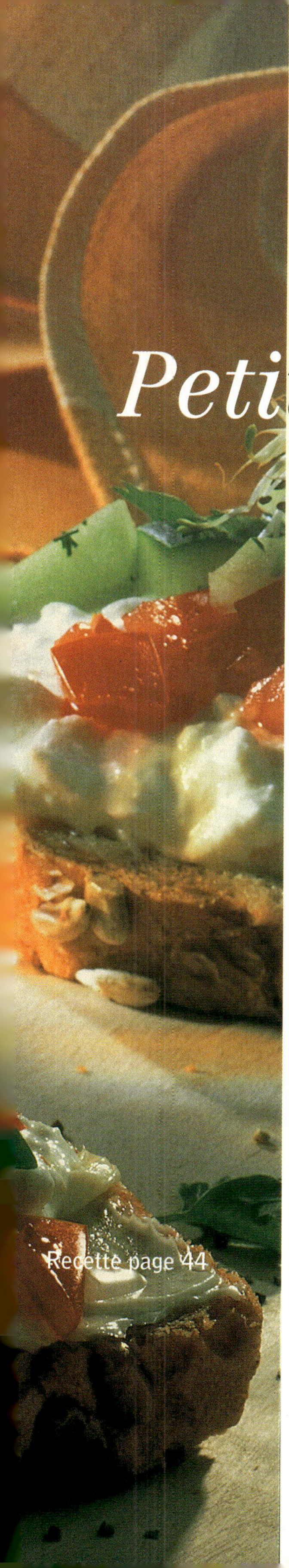

Recette page 44

Petits déjeuners énergétiques

Pour bien commencer la journée, il est important de prendre un petit déjeuner riche en fibres alimentaires et contenant des nutriments équilibrés. Les recettes de ce chapitre sont riches en vitamines et en minéraux et, par conséquent, peu caloriques et bonnes pour le cœur et les vaisseaux. Un müsli original, sans sucre, avec des fruits frais et du pain complet à haute teneur en fibres alimentaires abaisse les concentrations de cholestérol dans le sang. D'autre part, une boisson énergétique aux légumes et aux fruits frais permet de démarrer la journée du bon pied.

Soleil du matin

1 part contient :

Kilocalories : 63
Protéines : 1,8 g
Lipides : 0,4 g
Hydrates de carbone : 11,6 g
Fibres alimentaires : 5,4 g
AGPI : 0,2 g
AGMI : 0 g
AGS : 0,1 g
Cholestérol : 0 mg

Ingrédients pour 1 personne :
120 g de carottes, 40 g de céleri, le jus de citron, 100 ml d'eau minérale plate

Temps de préparation : environ 10 minutes

- Nettoyez les carottes et le céleri. Lavez-les et passez-les au presse-agrumes.
- Ajoutez le jus de citron et remuez avec 1 ou 2 glaçons.
- Ajoutez l'eau minérale et servez dans un verre.

Conseil

Préparez-en une bonne quantité d'avance.

Réveille-matin

1 part contient :

Kilocalories : 145
Protéines : 3,4 g
Lipides : 0,9 g
Hydrates de carbone : 28,6 g
Fibres alimentaires : 9,9 g
AGPI : 0,5 g
AGMI : 0,1 g
AGS : 0, 2 g
Cholestérol : 0 mg

Ingrédients pour 1 personne :
1 ou 2 carottes, $^{1}/_{2}$ petite betterave rouge, $^{1}/_{2}$ pomme, le jus de d'orange et de citron, 1 pincée de gingembre

Temps de préparation : environ 10 minutes

- Nettoyez et lavez les carottes. Pelez la betterave et coupez-la en quatre. Coupez la pomme en quatre et évidez la partie centrale.
- Pressez les légumes et la pomme au presse-agrumes.
- Incorporez les jus d'orange et de citron et le gingembre.

Conseil

Préparez-en une bonne quantité d'avance.

Bombe aux fruits

1 part contient :

Kilocalories : 208
Protéines : 2,7 g
Lipides : 0,9 g
Hydrates de carbone : 43,4 g
Fibres alimentaires : 5,4 g
AGPI : 0,3 g
AGMI : 0,1 g
AGS : 0,3 g
Cholestérol : 0 mg

Ingrédients pour 1 personne :

$^1/_2$ Banane, $^1/_2$ Kiwi, 75 g de raisins, $^1/_2$ Orange, un peu de jus de citron

Temps de préparation : environ 10 minutes

- Pelez la banane et le kiwi et coupez-les en morceaux.
- Lavez les raisins et passez-les au presse-agrumes avec la banane et le kiwi.
- Incorporez les jus d'orange et de citron.
- Versez la boisson dans un verre et servez.

Conseil

Préparez-en une bonne quantité d'avance.

Müsli aux fruits frais

1 part contient :

Kilocalories : 229
Protéines : 5,1 g
Lipides : 1,3 g
Hydrates de carbone : 47,7 g
Fibres alimentaires : 4,6 g
AGPI : 0,3 g
AGMI : 0,3 g
AGS : 0,5 g
Cholestérol : 2 mg

Ingrédients pour 1 personne :
25 g de semoule de blé, 2 cuillerées à soupe de yaourt maigre, 1 c. à soupe de jus de pomme ou de miel, 100 g de fruits mélangés

Temps de préparation : environ 10 minutes (hors trempage)

- Mélangez la semoule de blé avec 50 ml d'eau, couvrez et laissez tremper une nuit.
- Le lendemain matin, égouttez la semoule et incorporez-y le yaourt et le jus de pomme.
- Coupez les légumes en dés et posez-les sur le müsli.

Müsli mousseux à la banane

1 part contient :

Kilocalories : 283
Protéines : 9,2 g
Lipides : 7,1 g
Hydrates de carbone : 43,1 g
Fibres alimentaires : 5,4 g
AGPI : 0,9 g
AGMI : 1,4 g
AGS : 4,3 g
Cholestérol : 7,5 mg

Ingrédients pour 1 personne :
25 g de flocons d'avoine, 1 c. à café de noix de coco râpée, un peu de gingembre frais, $^{1}/_{2}$ orange, $^{1}/_{2}$ banane, 125 g de lait caillé maigre

Temps de préparation : environ 15 minutes

- Faites griller les flocons d'avoine et la noix de coco pendant environ 5 minutes.
- Pelez le gingembre et râpez-le finement.
- Pelez l'orange, coupez la pulpe en dés et mélangez-la avec les flocons d'avoine et la noix de coco.
- Pelez la banane et réduisez-la en purée au mixer avec le lait caillé. Répartissez la purée sur le mélange aux flocons d'avoine.

Müsli aux herbes

1 part contient :
Kilocalories : 499
Protéines : 20,6 g
Lipides : 24,6 g
Hydrates de carbone : 47,6 g
Fibres alimentaires : 11,2 g
AGPI : 12,8 g
AGMI : 5,6 g
AGS : 4,8 g
Cholestérol : 13,1 mg

Ingrédients pour 1 personne :
4 cuillerées à soupe de blé concassé, 4 cuillerées à soupe d'eau, 1 petite carotte, $^{1}/_{2}$ pomme, 2 cuillerées à soupe de graines de tournesol, 2 cuillerées à soupe d'herbes hachées, 1 pincée de sel iodé aux herbes, 150 g de yaourt maigre, 1 c. à soupe de crème aigre (10 % M.G.), miel ou produit sucrant (facultatif)

Temps de préparation : environ 15 minutes (hors trempage)

- Mélangez le blé et l'eau. Couvrez et laissez tremper une nuit dans un endroit frais.
- Pelez la carotte et râpez-la grossièrement. Otez les pépins de la $^{1}/_{2}$ pomme et coupez-la en dés, sans la peler, ou râpez-la grossièrement.
- Égouttez le blé et mélangez-le avec les graines de tournesol, la carotte, la pomme, les herbes, le sel aux herbes, le yaourt et la crème.
- Le cas échéant, ajoutez un peu de miel ou de produit sucrant.

Croissants

1 croissant contient :
Kilocalories : 163
Protéines : 6,6 g
Lipides : 2 g
Hydrates de carbone : 30,8 g
Fibres alimentaires : 5,5 g
AGPI : 0,6 g
AGMI : 0,2 g
AGS : 1,2 g
Cholestérol : 0 mg

Ingrédients pour 8 croissants :
20 g de levure chimique, 250 ml d'eau tiède, $^1/_2$ c. à café de sucre, 400 g de farine d'épeautre, 1 c. à café de sel iodé

Temps de préparation : environ 45 minutes (hors temps de repos)

- Mélangez la levure avec 100 ml d'eau tiède et le sucre. Laissez reposer environ 15 minutes à température ambiante.
- Mélangez la farine et le sel dans une jatte et pétrissez le tout avec la préparation à la levure et le reste de l'eau. Couvrez la pâte et laissez reposer environ 1 heure.
- Pétrissez à nouveau la pâte et divisez-la en quatre.
- Abaissez chaque quart de pâte en carré. Coupez chaque carré dans la diagonale et roulez chaque triangle obtenu de la base vers la pointe, en forme de croissant.
- Rangez les croissants sur une lèchefrite tapissée de papier sulfurisé. Couvrez et laissez reposer 25 à 30 minutes de plus. Préchauffez le four à 225 °C et faites cuire les croissants 30 à 40 minutes. Ils gonfleront encore mieux si vous placez une jatte remplie d'eau froide sur la sole du four.

Conseil

Ces croissants sont particulièrement savoureux avec un peu de marmelade.

Crudités pomme-carotte

1 part contient :
Kilocalories : 200
Protéines : 4 g
Lipides : 10 g
Hydrates de carbone : 23 g
Fibres alimentaires : 5 g
AGPI : 5 g
AGMI : 3,3 g
AGS : 1,7 g
Cholestérol : 0 mg

Ingrédients pour 2 personnes :
1 pomme moyenne, 2 carottes moyennes, sel iodé, poivre, 2 cuillerées à café de miel, 3 cuillerées à soupe de jus de citron, 1 c. à soupe d'huile végétale diététique, 2 cuillerées à soupe de noisettes hachées, quelques feuilles de menthe

Temps de préparation : environ 15 minutes
(photographie ci-dessous)

- Lavez la pomme, coupez-la en quatre et ôtez les pépins. Pelez-la ou non, puis coupez-la en fins bâtonnets.
- Pelez les carottes, lavez-les et coupez-les également en fins bâtonnets.
- Mélangez du sel avec du poivre, le miel, le jus de citron et l'huile. Incorporez ce mélange aux crudités, ainsi qu'une c. à soupe de noisettes et quelques feuilles de menthe hachées.
- Répartissez la préparation entre deux bols, parsemez de feuilles de menthe entières et décorez avec le reste des noisettes.

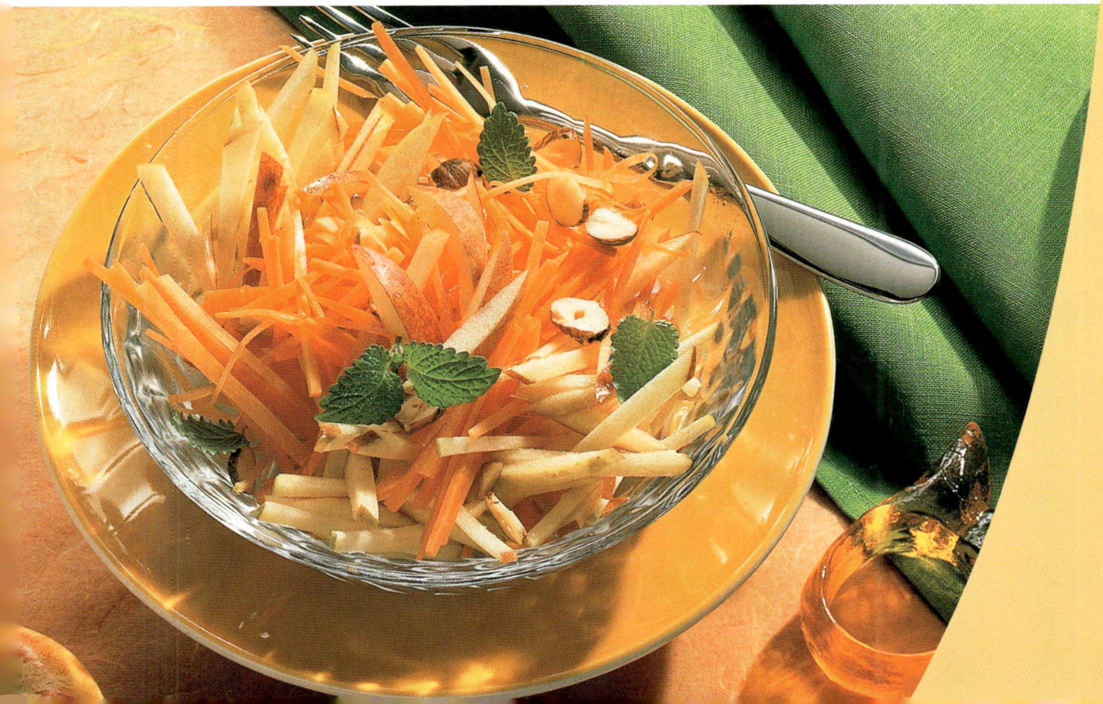

Tartine «pro-active»

1 part contient :
Kilocalories : 175
Protéines : 9 g
Lipides : 5 g
Hydrates de carbone : 24 g
Fibres alimentaires : 4 g
AGPI : 2 g
AGMI : 1,4 g
AGS : 1,6 g
Cholestérol : 6 mg

Ingrédients pour 1 personne :
1 tranche de pain au tournesol, 1 c. à café de margarine diététique, 2 cuillerées à soupe de faisselle, 1 tomate, 1 tranche de concombre épaisse, 1 c. à soupe de germes de luzerne, un peu de persil et de ciboulette hachés, sel iodé, poivres rose et noir concassé

Temps de préparation : environ 10 minutes
(photographie pages 36/37)

- Tartinez le pain de la margarine et de la faisselle.
- Otez les graines de la tomate et du concombre et coupez la pulpe en dés. Répartissez les dés sur la tartine.
- Garnissez des germes et des herbes. Salez et poivrez.

Fromage frais aux légumes

1 part contient :
Kilocalories : 64,1
Protéines : 4,9 g
Lipides : 3,2 g
Hydrates de carbone : 3,7 g
Fibres alimentaires : 1,6 g
AGPI : 0,2 g
AGMI : 0,9 g
AGS : 1,9 g
Cholestérol : 9,3 mg

Ingrédients pour 1 personne :
25 g de radis, 30 g de carotte, 5 g d'oignon, 30 g de fromage frais maigre, 10 g de crème aigre, sel iodé, jus de citron, poivre

Temps de préparation : environ 20 minutes

- Nettoyez les radis et la carotte, lavez-les et émincez-les finement. Hachez finement l'oignon.
- Mélangez bien le fromage frais et la crème aigre. Incorporez les légumes. Ajoutez du sel, du jus de citron et un peu de poivre.
- Laissez macérer 1 heure avant de servir.

Fromage frais au hareng

1 part contient :

Kilocalories : 174,2
Protéines : 12,3 g
Lipides : 12,2 g
Hydrates de carbone : 3,5 g
Fibres alimentaires : 0,3 g
AGPI : 4,4 g
AGMI : 4,7 g
AGS : 2,1 g
Cholestérol : 43,5 mg

Ingrédients pour 1 personne :
50 g de fromage frais maigre, 5 g d'huile végétale diététique, 30 g de filet de hareng, 10 g de cornichon, 10 g de pomme non pelée, 5 g d'oignon, sel iodé, poivre

Temps de préparation : environ environ 15 minutes (hors trempage)

- Mélangez bien le fromage frais et l'huile.
- Coupez les autres ingrédients en petits dés, en veillant à ne pas séparer la pomme de sa peau.
- Mélangez le tout. Salez et poivrez.

Conseil

Ne soyez pas trop généreux avec le sel car le filet de hareng est déjà très salé. Vous pouvez le rincer sous l'eau courante pour le dessaler un peu.

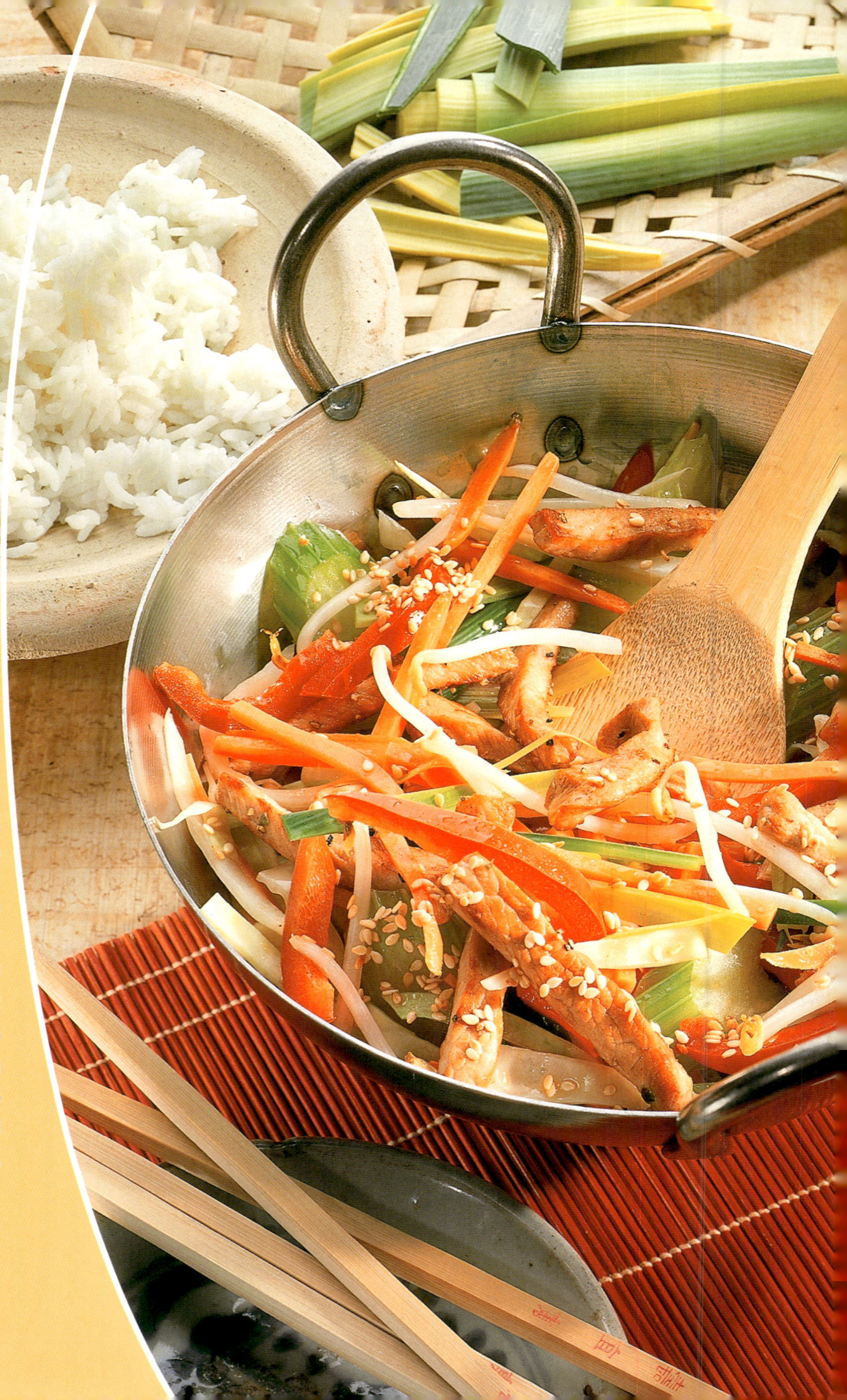

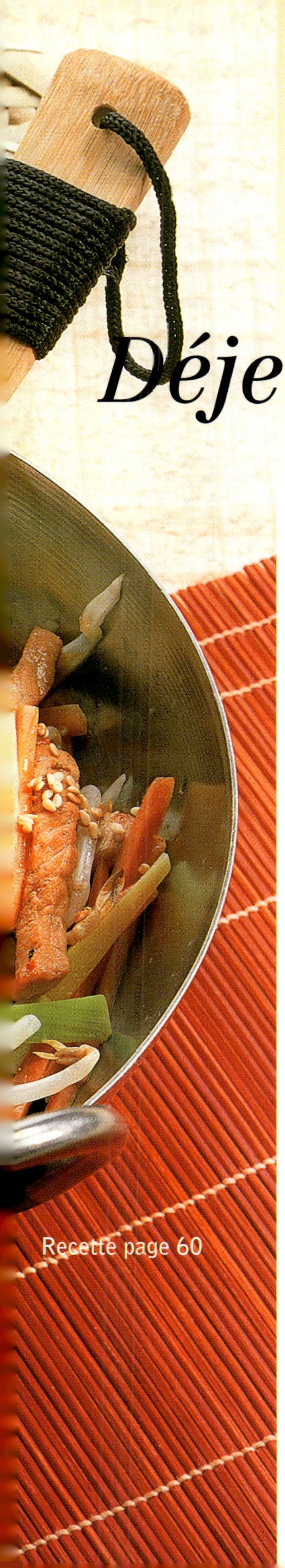

Recette page 60

Déjeuners savoureux

Les plats végétariens de légumes et de céréales, riches en fibres alimentaires et pauvres en graisses et en cholestérol, remplacent avantageusement les plats de viande dans un régime sain. Ils contiennent de précieux phytostérols qui abaissent la cholestérolémie. Goûtez ces recettes nouvelles et créatives qui ne surchargent pas en calories. Les herbes aromatiques apportent des vitamines et des minéraux supplémentaires et confèrent aux mets une saveur qui rend le sel presque superflu. Bon appétit !

Soupe aux boulettes de seigle

1 part contient :

Kilocalories : 211
Protéines : 9,05 g
Lipides : 9,15 g
Hydrates de carbone : 22,7 g
Fibres alimentaires : 7,3 g
AGPI : 3,8 g
AGMI : 2,5 g
AGS : 1,7 g
Cholestérol : 117 mg

Ingrédients pour 2 personnes :
1 œuf, poivre, noix de muscade, sel iodé, 4 cuillerées à soupe de farine de seigle fine, persil, 400 ml de bouillon de légumes, 50 g d'oignon, 1 c. à soupe d'huile végétale diététique, 100 g de légumes surgelés mélangés

Temps de préparation : environ 1 heure (hors repos)

- Battez l'œuf avec les épices et le sel. Incorporez la farine de seigle en remuant et laissez reposer 1 heure, jusqu'à ce que le mélange gonfle.
- Lavez le persil, hachez-le finement et incorporez-le au mélange.
- À l'aide de deux cuillerées à café, formez des boulettes avec le mélange et faites-les cuire environ 20 minutes dans le bouillon de légumes en ébullition.
- Égouttez les boulettes, rafraîchissez-les sous l'eau froide et réservez-les.
- Pendant ce temps, pelez l'oignon et hachez-le finement.
- Faites dorer l'oignon dans l'huile. Ajoutez les légumes surgelés et mouillez avec le bouillon de légumes. Laissez mijoter environ 10 minutes.
- Avant de servir, ajoutez les boulettes.

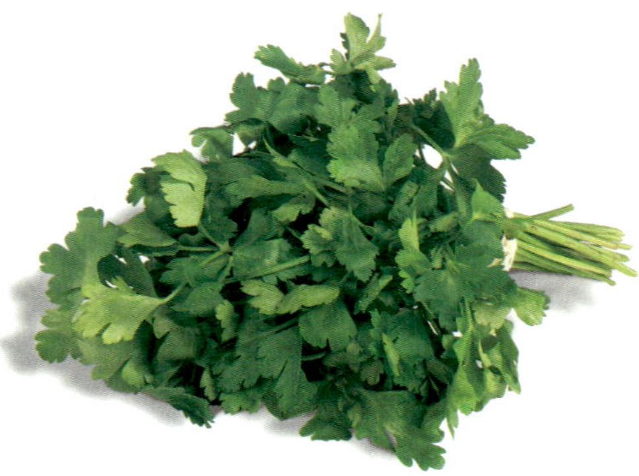

Gratin de légumes à la semoule de maïs

1 part contient :

Kilocalories : 586
Protéines : 28,8 g
Lipides : 32,7 g
Hydrates de carbone : 43,3 g
Fibres alimentaires : 10,2 g
AGPI : 9,2 g
AGMI : 8,8 g
AGS : 12,7 g
Cholestérol : 56,1 mg

Ingrédients pour 1 personne :
30 g de carotte, 30 g de poireau, 30 g de chou-fleur, 30 g de chou-rave, 30 g de courgette, 1/4 de l de bouillon de légumes, 50 g de tomate, 40 ml de jus de tomate, 30 g de crème aigre (10 % M. G.), 50 g de semoule de maïs, persil haché, 3 cuillerées à soupe d'eau bouillante, 50 g de fromage râpé, 20 g de graines de tournesol, sel iodé, poivre, huile végétale diététique pour le plat, 1 c. à soupe de chapelure

Temps de préparation : environ 1 heure 15

- Lavez les légumes et coupez-les finement.
- Portez le bouillon de légumes à ébullition. Faites-y cuire les légumes «al dente», par fournées successives en fonction de leur durée de cuisson respective. Ôtez-les à l'aide d'une écumoire, rafraîchissez-les sous l'eau froide et mélangez-les ensemble.
- Faites blanchir les tomates, pelez-les et coupez la chair en quartiers.
- Mélangez le jus de tomate avec la crème aigre. Ajoutez aux légumes, de même que les tomates.
- Prélevez 1/8 de litre du bouillon (le cas échéant, allongez avec un peu d'eau) et portez-le à ébullition. Versez la semoule en remuant et portez à vive ébullition. Laissez gonfler 15 minutes.
- Lavez le persil, essuyez-le et hachez-le.
- Mélangez le fromage et le persil et incorporez-les à la semoule de maïs. Ajoutez les graines de tournesol, du sel et du poivre et mélangez bien.
- Graissez un plat à gratin. Répartissez la moitié du mélange à la semoule dans le plat. Parsemez de la chapelure. Répartissez le mélange aux légumes, puis terminez par le reste du mélange à la semoule.
- Faites cuire le gratin pendant 50 minutes au four préchauffé à 220 °C.

Soupe de carottes au cresson

1 part contient :
Kilocalories : 106,6
Protéines : 5,6 g
Lipides : 3,4 g
Hydrates de carbone : 2,7 g
Fibres alimentaires : 4,4 g
AGPI : 2 g
AGMI : 0,7 g
AGS : 0,5 g
Cholestérol : 0,2 mg

Ingrédients pour 1 personne :
40 g de carotte, 15 g de pomme de terre, 10 g d'oignon, 3 g de margarine diététique, sel iodé, poivre, noix de muscade, 150 ml de bouillon de légumes, 20 g de fromage frais maigre, cresson

Temps de préparation : environ 30 minutes

- Lavez la carotte et la pomme de terre. Pelez-les et coupez-les en cubes. Pelez l'oignon, lavez-le et hachez-le finement.
- Faites revenir les légumes dans la margarine. Salez, poivrez et muscadez.
- Portez le bouillon de légumes à ébullition. Faites-y cuire les légumes.
- Réduisez la soupe en purée, portez à nouvelle ébullition et rectifiez l'assaisonnement.
- Versez la soupe dans une assiette et garnissez-la du fromage frais et de cresson.

Gazpacho (soupe de légumes froide) relevé aux croûtons

1 part contient :
Kilocalories : 235
Protéines : 6 g
Lipides : 11 g
Hydrates de carbone : 28 g
Fibres alimentaires : 6 g
AGPI : 7,2 g
AGMI : 2,1 g
AGS : 1,7 g
Cholestérol : 0 mg

Ingrédients pour 4 personnes :
150 g de pain de mie, 1 gousse d'ail hachée, 4 cuillerées à soupe d'huile végétale diététique, 750 g de tomates (fraîches ou en boîte), 1 concombre, 1 oignon, 1 poivron vert, 1 jaune et 1 rouge, 1 c. à soupe de vinaigre de vin blanc, sel iodé, poivre ou tabasco

Temps de préparation : environ 45 minutes
(photographie ci-dessous)
Réfrigération : environ 1 heure

- Coupez 100 g de pain de mie en dés. Mélangez-les avec l'ail écrasé et 3 cuillerées à soupe d'huile. Laissez mariner 30 minutes.
- Faites blanchir les tomates et pelez-les en ôtant le pédoncule.
- Préparez le concombre, l'oignon et le poivron. Coupez un tiers de ces ingrédients en dés et réfrigérez. Coupez le reste grossièrement. Ajoutez-le au pain mariné et réduisez le tout en purée.
- Le cas échéant, allongez le gazpacho avec environ $^{1}/_{4}$ de litre d'eau. Ajoutez le vinaigre, du sel et du poivre et mélangez. Réfrigérez au moins 1 heure.
- Otez la croûte du reste du pain et coupez la mie en dés. Faites-les dorer de toutes parts dans le reste de l'huile.
- Le cas échéant, salez et poivrez légèrement les croûtons. Servez le gazpacho bien frais avec les dés de légumes et les croûtons.

Conseil

Pour une présentation encore plus raffinée, vous pouvez passez la purée de légumes dans un tamis fin.

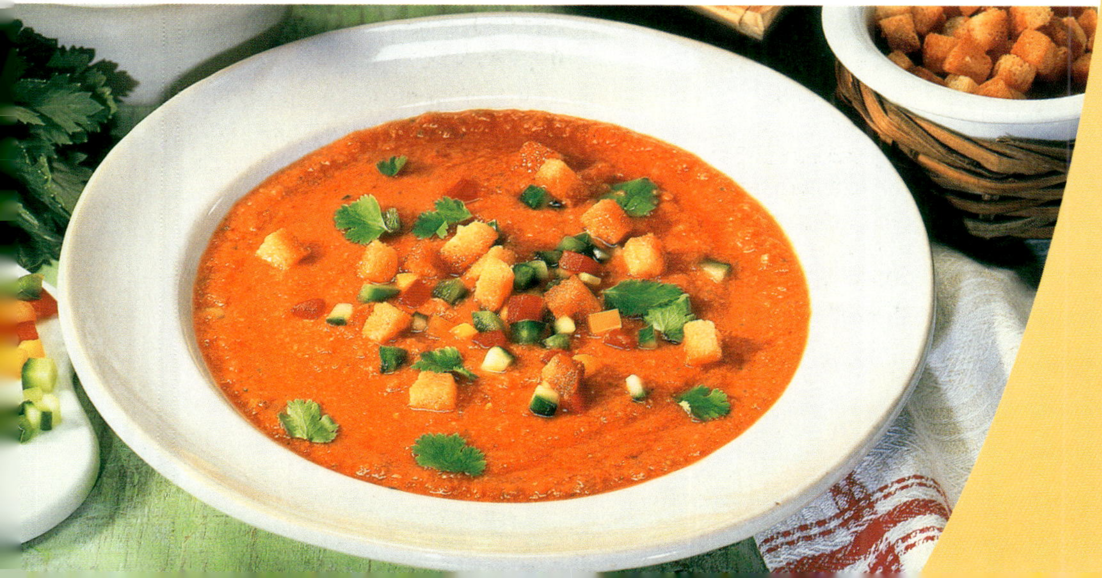

Pâtes vertes

1 part contient :
Kilocalories : 323,2
Protéines : 11,9 g
Lipides : 14,2 g
Hydrates de carbone : 36,4 g
Fibres alimentaires : 6,4 g
AGPI : 6,5 g
AGMI : 3,6 g
AGS : 3,2 g
Cholestérol : 6,4 mg

Ingrédients pour 1 personne :
125 g d'épinards, $^1/_2$ oignon, $^1/_2$ gousse d'ail, 50 g de tagliatelle complètes sans œufs, 50 g de tagliatelle sans œufs, 1 c. à soupe d'huile végétale diététique, 1 c. à soupe de pignons de pin, 100 ml de lait écrémé, 1 c. à soupe de parmesan râpé, sel iodé, poivre

Temps de préparation : environ 40 minutes

- Triez les épinards et lavez-les avec soin sous l'eau courante. Le cas échéant, coupez les plus grosses feuilles.
- Pelez l'oignon et l'ail. Hachez-les finement.
- Portez à ébullition une grande quantité d'eau salée. Plongez-y les pâtes complètes, faites-les cuire 5 minutes, puis ajoutez les autres pâtes. Faites cuire toutes les pâtes «al dente».
- Faites chauffer l'huile et faites-y revenir l'oignon et l'ail. Ajoutez les épinards et les pignons de pin et faites fondre les épinards. Versez le lait, salez et poivrez. Faites réduire le lait en remuant.
- Égouttez bien les pâtes.
- Versez la sauce sur les pâtes, poudrez du parmesan et mélangez bien le tout.

Conseil

Vous pouvez remplacer les épinards frais par des bettes ou, tout simplement, par des épinards surgelés.

Pasta e fagioli

1 part contient :

Kilocalories : 417
Protéines : 21,8 g
Lipides : 8,3 g
Hydrates de carbone : 60,6 g
Fibres alimentaires : 21,6 g
AGPI : 3,3 g
AGMI : 1,9 g
AGS : 2,1 g
Cholestérol : 48,5 mg

Ingrédients pour 1 personne :
50 g de haricots rouges secs, 1 feuille de laurier, 1 feuille de sauge, $^1/_2$ c. à café d'huile végétale diététique, 1 échalote hachée, $^1/_2$ carotte coupée en dés, 125 g de légumes mélangés coupés en dés, un peu de basilic, piment en poudre, sel iodé, 250 ml de bouillon de légumes bouillant, 60 g de pâtes complètes (sauf des spaghetti), un peu d'origan, ail, sauce de soja, 1 c. à soupe de parmesan râpé

Temps de préparation : environ 1 heure 15

- Faites tremper les haricots pendant une nuit.
- Le lendemain, égouttez les haricots, rincez-les et mettez-les dans une cocotte suffisamment grande pour contenir tous les ingrédients. Couvrez les haricots d'eau et ajoutez le laurier et la sauge. Faites cuire 1 heure.
- Pendant ce temps, faites revenir brièvement les légumes dans l'huile. Ajoutez-les dans la cocotte. Lorsque les haricots sont cuits, ajoutez du basilic, du piment et du sel. Versez le bouillon de légumes très chaud et portez le tout à ébullition.
- Ajoutez les pâtes et mélangez avec précaution. Ajoutez l'origan et l'ail. Laissez frémir jusqu'à ce que les pâtes soient «al dente». Assaisonnez de sauce de soja.
- Servez les pasta e fagioli dans des assiettes à soupe. Posez le parmesan et le moulin à poivre sur la table.

Potée de légumes

1 part contient :

Kilocalories : 375 g
Protéines : 14 g
Lipides : 22 g
Hydrates de carbone : 30 g
Fibres alimentaires : 14 g
AGPI : 14,3 g
AGMI : 4,7 g
AGS : 3 g
Cholestérol : 0 mg

Ingrédients pour 2 personnes :
125 g de haricots blancs en boîte, 2 ciboules, 1 branche de céleri, 1 c. à soupe d'huile végétale diététique, 750 ml de bouillon de légumes, 1 brin de thym frais, 2 carottes moyennes, 200 g de chou, 3 cuillerées à soupe de graines de tournesol, sel iodé, poivre, 60 g de pain complet, 10 g de margarine diététique becel pro-activ

Temps de préparation : : environ 45 minutes
(photographie ci-contre)

- Rincez les haricots et égouttez-les.
- Lavez l'oignon et le céleri. Coupez les ciboules en anneaux, l'ail en dés et le céleri en rondelles. Faites revenir le tout dans l'huile.
- Mouillez avec le bouillon de légumes. Incorporez la moitié des feuilles de thym et faites cuire 10 minutes à feu doux.
- Lavez les carottes et le chou et coupez-les en tronçons. Ajoutez dans la cocotte et laissez frémir 15 minutes de plus. Pendant ce temps, faites griller les graines de tournesol à sec dans une poêle. Ajoutez-les dans la cocotte, ainsi que les haricots. Salez, poivrez et ajoutez le reste du thym. Servez avec du pain complet tartiné de margarine becel pro-activ.

Conseil
Vous pouvez accompagner cette potée de saucisses diététiques.

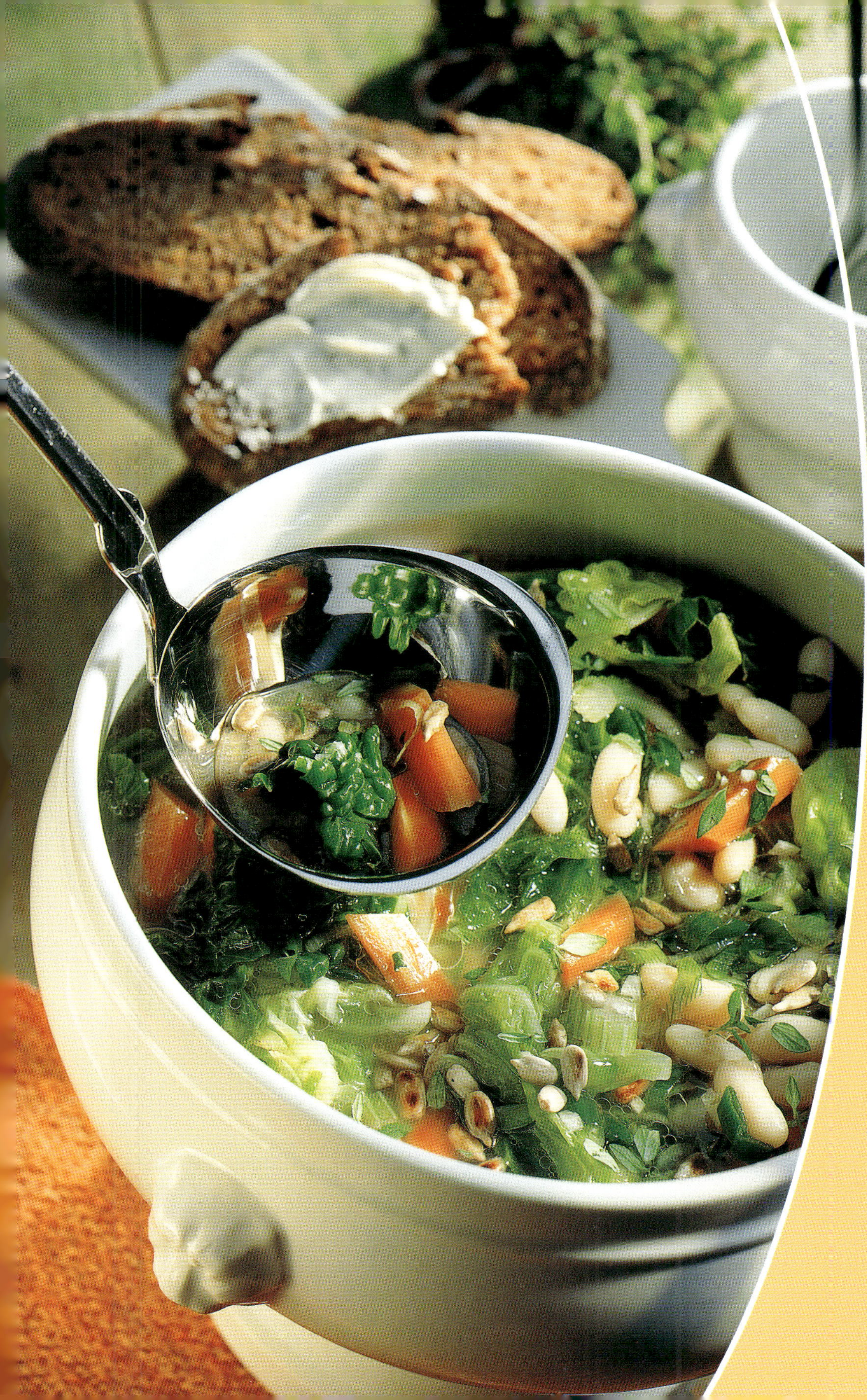

Oignons farcis

1 part contient :

Kilocalories : 255
Protéines : 10,7 g
Lipides : 13,6 g
Hydrates de carbone : 20,5 g
Fibres alimentaires : 9,1 g
AGPI : 5,8 g
AGMI : 3,1 g
AGS : 3,9 g
Cholestérol : 8,3 mg

Ingrédients pour 1 personne :
2 ou 4 oignons, selon leur grosseur, 1 c. à café d'huile végétale diététique, 5 g de cèpes séchés, 40 ml de bouillon de légumes, 70 g de champignons frais (de Paris, par exemple), marjolaine, poivre, sel iodé, persil haché, 1 c. à café de chapelure, 2 cuillerées à café de parmesan râpé,
1 ou 2 cuillerées à café de vin blanc, 1 c. à café de margarine diététique, 1 c. à café de parmesan râpé

Temps de préparation : environ 30 minutes

- Découpez un chapeau dans la partie supérieure des oignons. Évidez l'intérieur et réservez-le, ainsi que le chapeau.
- Faites blanchir les oignons évidés dans de l'eau bouillante pendant 2 à 5 minutes, selon leur grosseur, et les chapeaux 1 minute. Laissez-les refroidir.
- Hachez finement la pulpe d'oignon réservée. Couvrez-en une partie et réservez-la. Faites fondre l'autre partie dans l'huile chaude.
- Émiettez les cèpes séchés et faites-les ramollir un instant dans le bouillon de légumes. Ajoutez l'oignon fondu et faites cuire brièvement. Ajoutez les champignons frais émincés et faites cuire jusqu'à complète évaporation du liquide de cuisson. Assaisonnez et laissez refroidir. Incorporez le persil, la chapelure et les 2 cuillerées à café de parmesan. Remplissez les oignons de la farce, replacez le chapeau et rangez les oignons farcis dans un plat à gratin graissé.
- Versez le vin blanc, parsemez du reste de la pulpe d'oignon hachée. S'il reste de la farce, répartissez-la entre les oignons. Badigeonnez les oignons farcis de la margarine fondue. Parsemez du parmesan et faites gratiner environ 15 minutes au four préchauffé à 200 °C.

Conseil

Servez ces oignons farcis avec une sauce tomate et une salade verte croquante.

Tarte aux poireaux

1 part contient :
Kilocalories : 359
Protéines : 18,6 g
Lipides : 18 g
Hydrates de carbone : 30,1 g
Fibres alimentaires : 8,3 g
AGPI : 6,3 g
AGMI : 5 g
AGS : 5 g
Cholestérol : 193 mg

Ingrédients pour 4 personnes :

Pour la pâte au fromage frais :
75 g de fromage frais maigre, 2 cuillerées à soupe de lait écrémé, 1 c. à soupe d'huile végétale diététique, 1 œuf, 150 g de farine de blé complète, un peu de levure chimique, 5 g de margarine pour le moule

Pour la garniture :
800 g de poireaux, 20 g d'huile végétale diététique, 2 œufs, 150 g de crème aigre (10 % M. G.), sel iodé, poivre, noix de muscade, curry

Temps de préparation : environ 1 heure 30

- Mélangez tous les ingrédients de la pâte, pétrissez bien et réfrigérez 1 heure.
- Pendant ce temps, nettoyez les poireaux, lavez-les et coupez-les en tronçons de 1 à 2 cm.
- Faites revenir le poireau dans l'huile, couvrez et faites-le fondre environ 10 minutes.
- Abaissez la pâte en un cercle de 26 cm de diamètre. Foncez-en un moule graissé. Versez la préparation aux poireaux et lissez.
- Battez les œufs avec la crème, les épices et le sel iodé. Versez sur les poireaux.
- Faites cuire la tarte environ 45 minutes au four préchauffé à 200 °C.

Conseil
Servez cette tarte avec une salade verte croquante ou du mesclun.

Lasagne aux céréales et au fromage de brebis

1 part contient :

Kilocalories : 676
Protéines : 34,9 g
Lipides : 16,7 g
Hydrates de carbone : 92,7 g
Fibres alimentaires : 23,1 g
AGPI : 2,4 g
AGMI : 3,8 g
AGS : 8,8 g
Cholestérol : 30,7 mg

Ingrédients pour 1 personne :
5 feuilles de lasagne, 1 poireau, 1 carotte, 1 poivron, 1 oignon, 1 gousse d'ail, $^1/_2$ cube de bouillon de légumes, 50 g de fromage de brebis ou de feta, 50 g de grosse semoule de blé, 1 ou 2 cuillerées à soupe de concentré de tomates, origan, marjolaine, thym, poivre, sel iodé, 2 tomates (ou $^1/_2$ petite boîte), 10 g de parmesan râpé

Temps de préparation : environ 1 heure 15

- Faites cuire les feuilles de lasagne dans une bonne quantité d'eau salée bouillante. Rafraîchissez-les sous l'eau froide pour qu'elles ne collent pas. Vous pouvez également employer des lasagne précuites.
- Nettoyez et lavez les légumes et coupez-les en tronçons. Hachez finement l'oignon et pressez l'ail.
- Portez à ébullition 1/8 de litre d'eau. Faites-y dissoudre le bouillon-cube. Ajoutez la moitié des oignons et l'ail, couvrez et faites cuire 10 minutes.
- Coupez le fromage de brebis en morceaux et incorporez-les à la préparation aux légumes.
- Ajoutez la semoule dans le bouillon très chaud et laissez-la gonfler pendant 30 minutes. Incorporez le concentré de tomates, les herbes et le reste de l'oignon. Assaisonnez généreusement.
- Coupez les tomates en rondelles. Graissez un plat à gratin. Rangez-y une couche de lasagne, puis une de légumes, une de lasagne et une de semoule. Terminez par des lasagne et recouvrez de rondelles de tomates.
- Poudrez du parmesan et faites cuire 30 minutes au four à 200 °C

Conseil

Servez ces lasagne avec une salade verte.

Paella aux légumes

1 part contient :
Kilocalories : 460
Protéines : 18 g
Lipides : 20 g
Hydrates de carbone : 52 g
Fibres alimentaires : 10 g
AGPI : 8,9 g
AGMI : 6, 3 g
AGS : 4,8 g
Cholestérol : 421 mg

Ingrédients pour 1 personne :
2 cuillerées à soupe d'huile végétale diététique, 1 petite échalote, un peu d'ail, 50 g de riz complet, $^1/_2$ dose de filaments de safran, 150 ml de bouillon de volaille, 50 g de champignons de Paris, 50 g de pois gourmands, $^1/_2$ carotte, 1 ciboule, $^1/_2$ poivron rouge, 1 c. à soupe de vin blanc, sel iodé, $^1/_4$ de bouquet de persil plat

Temps de préparation : environ 1 h 30
(photographie ci-dessous)

- Faites chauffer 1 c. à soupe d'huile dans une sauteuse. Faites-y fondre l'échalote finement hachée et l'ail écrasé. Ajoutez le riz et remuez jusqu'à ce qu'il soit translucide.
- Délayez le safran dans le bouillon de volaille. Versez sur le riz. Couvrez et laissez cuire environ 20 minutes.
- Pendant ce temps, nettoyez les légumes, lavez-les et coupez-les en bouchées.
- Faites chauffer le reste de l'huile et faites-y revenir les légumes 5 minutes à feu moyen.
- Incorporez les légumes au riz, puis le vin, les épices et le persil lavé et haché. Faites cuire 10 minutes de plus.

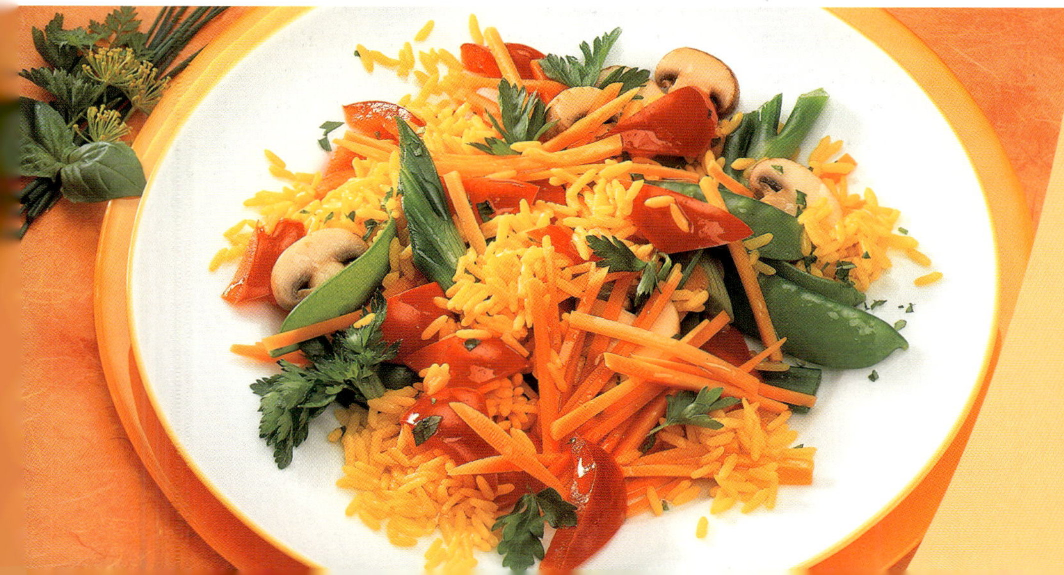

Poêlée asiatique

1 part contient :
Kilocalories : 460
Protéines : 27 g
Lipides : 15 g
Hydrates de carbone : 54 g
Fibres alimentaires : 12 g
AGPI : 7,6 g
AGMI : 4,3 g
AGS : 3,1 g
Cholestérol : 45 mg

Ingrédients pour 1 personne :
75 g de filet de porc, 1 c. à soupe de jus de citron, un peu d'ail et de gingembre frais, 1 à 2 cuillerées à soupe de sauce de soja,
piment de Cayenne, $^1/_2$ c. à café de graines de sésame, 50 g de chou blanc, $^1/_2$ carotte, $^1/_2$ poireau, 1 branche de céleri, $^1/_4$ de poivron rouge, 50 g de riz basmati ou complet, 1 c. à soupe d'huile végétale diététique, $^1/_4$ de c. à café de miel, 40 g de germes de soja, sel iodé

Temps de préparation : environ 1 heure
(photographie pages 46/47)

- Découpez la viande en lanières. Mélangez le jus de citron avec l'ail écrasé, le gingembre râpé, la sauce de soja et le piment de Cayenne. Faites mariner la viande 30 minutes dans ce mélange.
- Faites griller les graines de sésame à sec dans une poêle. Nettoyez les légumes et coupez-les en lanières ou en rondelles.
- Faites cuire le riz selon les instructions portées sur l'emballage.
- Faites chauffer _ c. à soupe d'huile dans une poêle. Faites-y sauter la viande sans sa marinade et réservez-la. Essuyez la poêle à l'aide de papier absorbant.
- Faites caraméliser le reste de l'huile et le miel dans la poêle. Ajoutez le chou blanc et faites-le cuire environ 5 minutes en remuant. Ajoutez la carotte, le poireau et le céleri et faites cuire 5 minutes de plus.
- Ajoutez le poivron, les germes de soja, la viande et la marinade. Salez. Le cas échéant, allongez d'un peu d'eau. Rectifiez l'assaisonnement en piment de Cayenne.

Poivrons farcis

1 part contient :
Kilocalories : 309
Protéines : 10,1 g
Lipides : 14,1 g
Hydrates de carbone : 35,5 g
Fibres alimentaires : 6,6 g
AGPI : 5,5 g
AGMI : 3,2 g
AGS : 4,3 g
Cholestérol : 11,3 mg

Ingrédients pour 2 personnes :
1 poivrons rouges ou jaunes, 60 g de ciboule, 10 g d'huile végétale diététique, 60 g de riz complet, 150 g de chou blanc, 70 g de maïs en grains, 50 g de fromage de brebis, sel iodé, poivre, persil, coriandre

Pour la sauce :
1/2 oignon, _ poivron rouge ou jaune, 5 g d'huile végétale diététique, 50 g de purée de tomates, un peu de bouillon de légumes, sel iodé, poivre

Temps de préparation : environ 1 heure

- Coupez les poivrons en deux dans la longueur. Ôtez les graines et les cloisons blanches.
- Pelez les ciboules, lavez-les et hachez-les finement. Faites-les fondre dans l'huile. Ajoutez le riz, faites revenir un instant, puis mouillez avec 150 ml d'eau. Faites cuire 15 minutes.
- Lavez le chou blanc et coupez-le en lanières. Incorporez celles-ci au riz, de même que le maïs, les épices et les herbes. Faites cuire 10 minutes de plus.
- Coupez le fromage en dés. Incorporez-le au riz cuit. Remplissez les poivrons de cette farce.
- Pour la sauce, faites fondre l'oignon haché et le poivron en dés dans l'huile. Ajoutez la purée de tomates et du bouillon. Salez et poivrez.
- Rangez les poivrons farcis sur la sauce et faites cuire 25 minutes à feu doux.

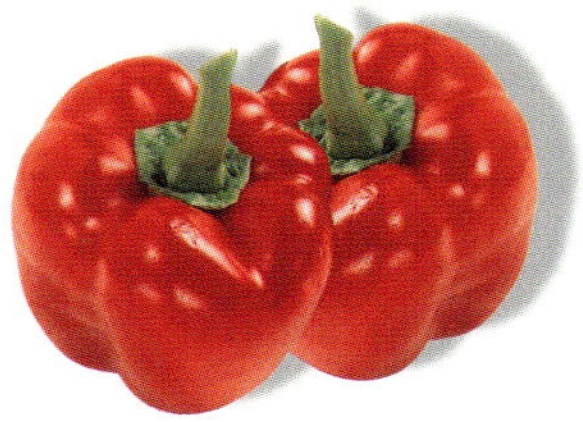

Asperges blanches et vertes et vinaigrette printanière

1 part contient :

Kilocalories : 135
Protéines : 4 g
Lipides : 10 g
Hydrates de carbone : 7 g
Fibres alimentaires : 4 g
AGPI : 6,8 g
AGMI : 1,9 g
AGS : 1,3 g
Cholestérol : 0 mg

Ingrédients pour 1 personne :
125 g d'asperges blanches, 125 g d'asperges vertes, sel iodé, un peu de sucre et de jus de citron, 30 g de pois gourmands, 20 g de ciboules, 4 radis, 3 cuillerées à soupe de vinaigre de vin blanc, 1 c. à soupe bombée de moutarde de Dijon, 1 c. à soupe d'huile végétale diététique, sel iodé, poivre, estragon frais

Temps de préparation : environ 1 heure (photographie ci-contre)

- Pelez les asperges blanches et coupez-en la base. Lavez-les et faites-les cuire environ 15 minutes dans de l'eau salée et légèrement sucrée.
- Lavez les asperges vertes. Pelez le tiers inférieur de celles qui sont plus épaisses qu'un doigt. Faites-les cuire environ 10 minutes dans de l'eau citronnée.
- Pendant ce temps, faites blanchir les pois gourmands environ 2 minutes dans de l'eau salée. Rafraîchissez-les sous l'eau froide.
- Nettoyez et lavez les ciboules et les radis.
- Otez 4 longues feuilles des ciboules et faites-les cuire brièvement dans de l'eau en ébullition.
- Coupez le reste des ciboules en anneaux, les radis en bâtonnets et les pois gourmands en lanières
- Mélangez le vinaigre, la moutarde et les condiments. Incorporez l'huile en fouettant. Ajoutez l'estragon finement haché et incorporez la vinaigrette avec précaution aux légumes coupés.
- Liez les asperges en fagots à l'aide des feuilles de ciboule et nappez-les de la vinaigrette.

Conseil

Servez ces asperges avec des pommes de terre à l'eau, du jambon fumé ou du saumon.

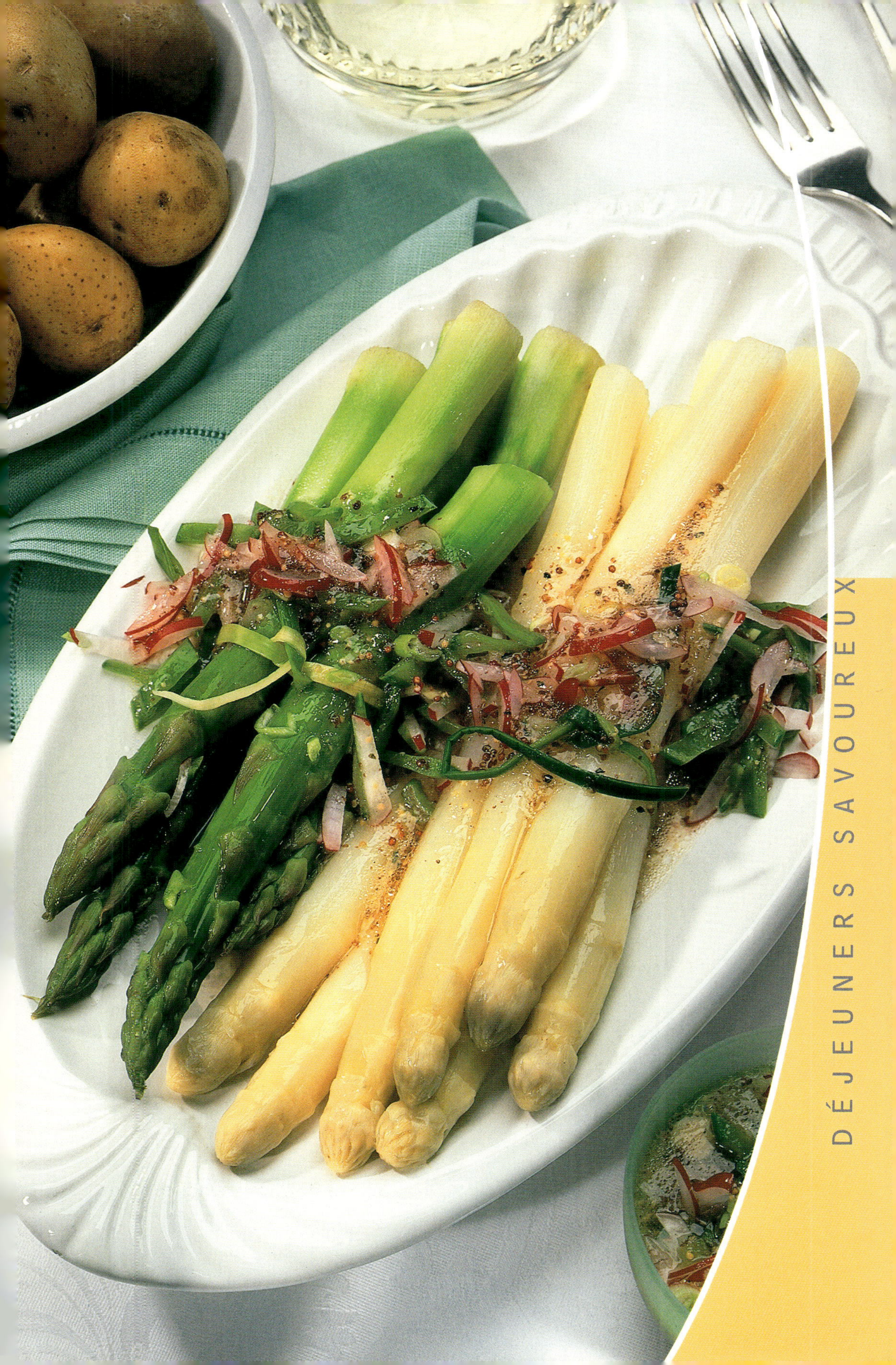

Pot-au-feu de poisson à la hongroise

1 part contient :

Kilocalories : 295
Protéines : 39,9 g
Lipides : 10,6 g
Hydrates de carbone : 6,7 g
Fibres alimentaires : 7,6 g
AGPI : 1,9 g
AGMI : 3,9 g
AGS : 3,2 g
Cholestérol : 89,5 mg

Ingrédients pour 1 personne :
150 g de filet de sole, jus de citron, 20 g de lard maigre, 30 g d'oignon, 200 g de choucroute, 1 c. à soupe de concentré d e tomates, 3 cuillerées à soupe d'eau, sel iodé, poivre, cumin, paprika, 50 g de yaourt maigre

Temps de préparation : environ 40 minutes

- Lavez le poisson, coupez-le en cubes et arrosez-le de jus de citron.
- Coupez le lard en dés et faites-le revenir à sec dans une poêle.
- Pelez l'oignon et hachez-le finement. Ajoutez-le dans la poêle et faites-le fondre brièvement. Ajoutez la choucroute, le concentré de tomates et l'eau. Laissez mijoter environ 15 minutes.
- Salez et poivrez. Ajoutez du cumin moulu et du paprika. Posez les cubes de poisson sur le mélange, couvrez et faites cuire 15 minutes de plus à feu doux. Incorporez le yaourt avec précaution.

Conseil
Servez ce plat avec des pommes de terre à l'eau.

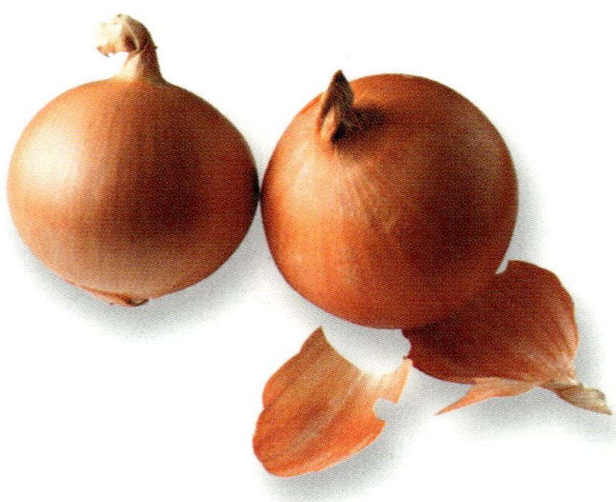

Rouleaux de bette végétariens

1 part contient :

Kilocalories : 306
Protéines : 13,7 g
Lipides : 9,9 g
Hydrates de carbone : 38,5 g
Fibres alimentaires : 14,1 g
AGPI : 3,1 g
AGMI : 2,3 g
AGS : 3,7 g
Cholestérol : 12,8 mg

Ingrédients pour 1 personne :
200 g de bette, 25 g de semoule de seigle, 15 g de semoule d'épeautre, 80 ml de bouillon de légumes, 20 g d'oignon haché, 10 g de fromage râpé, poivre, persil, 50 g de carotte, 30 g de céleri, 20 g d'oignon, 5 g de margarine diététique, 5 g de farine de blé complète, 100 ml de bouillon de légumes, 5 g de moutarde, sel iodé

Temps de préparation : environ 1 heure

- Équeutez les feuilles de bette, puis faites-les blanchir rapidement dans de l'eau salée en ébullition.
- Versez les semoules dans le bouillon de légumes en ébullition et faites-les cuire 30 minutes. Incorporez l'oignon et le fromage à la semoule. Ajoutez du poivre et du persil et remuez bien.
- Râpez la carotte et le céleri au-dessus du récipient. À l'aide d'une cuillère, formez deux portions et enroulez-les chacune dans les feuilles de bette. Rangez les deux rouleaux dans un plat à gratin légèrement graissé et faites cuire au four 20 à 30 minutes à 200/220 °C.
- Faites revenir l'oignon dans la margarine. Incorporez la farine, mouillez avec le bouillon et portez à ébullition. Assaisonnez la sauce avec la moutarde, du poivre et du sel.

Conseil
Vous pouvez servir ce plat avec des pommes de terre.

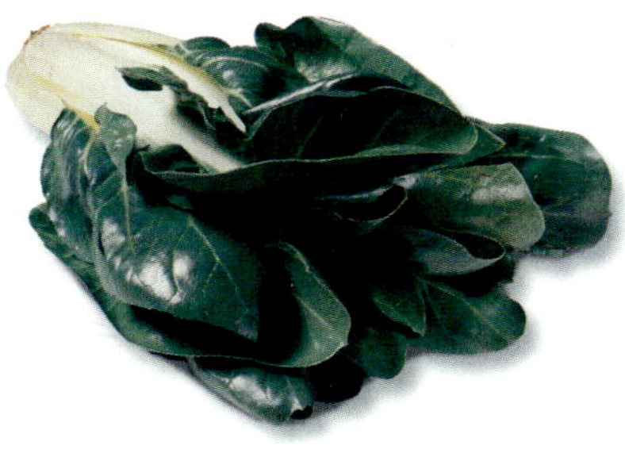

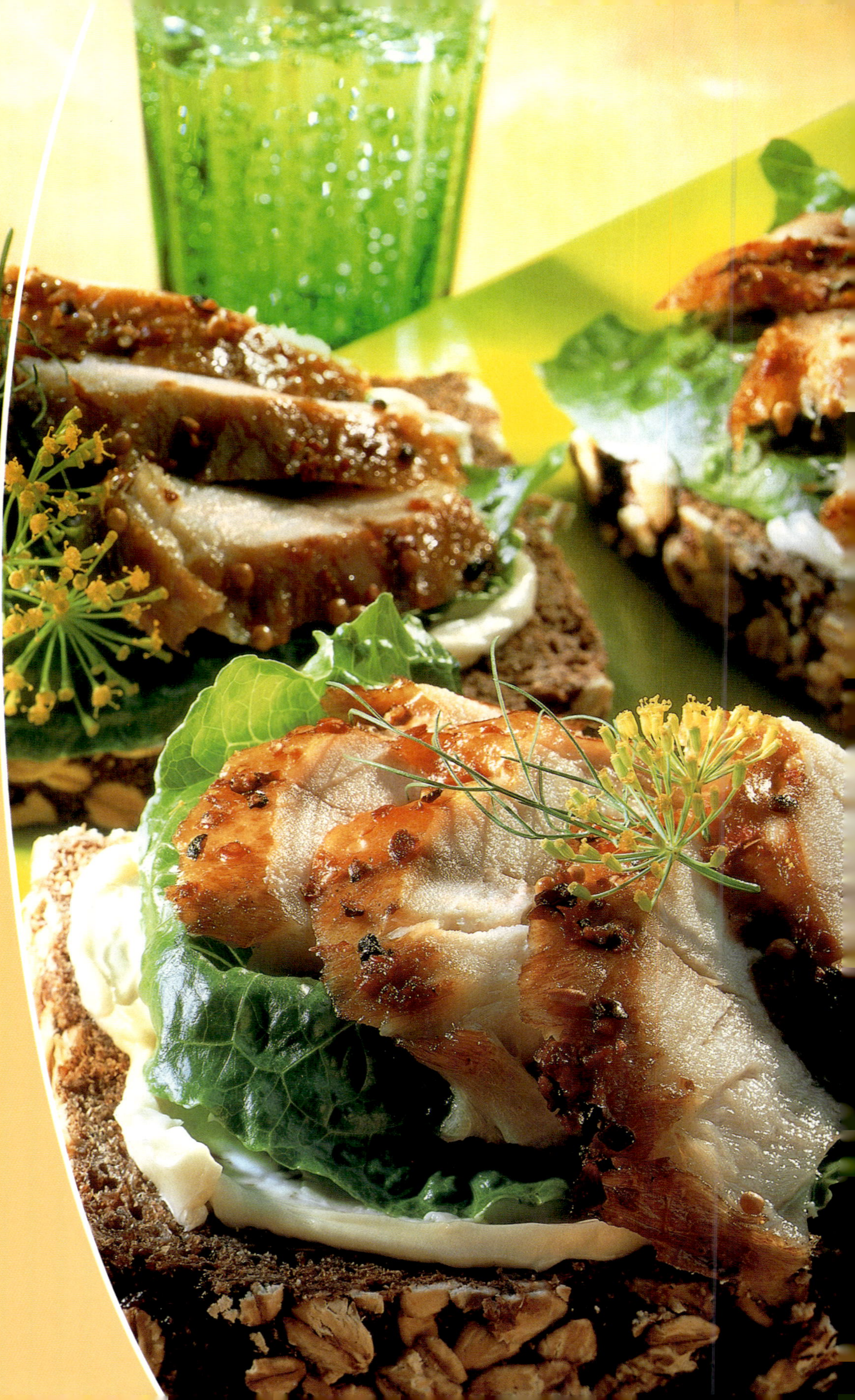

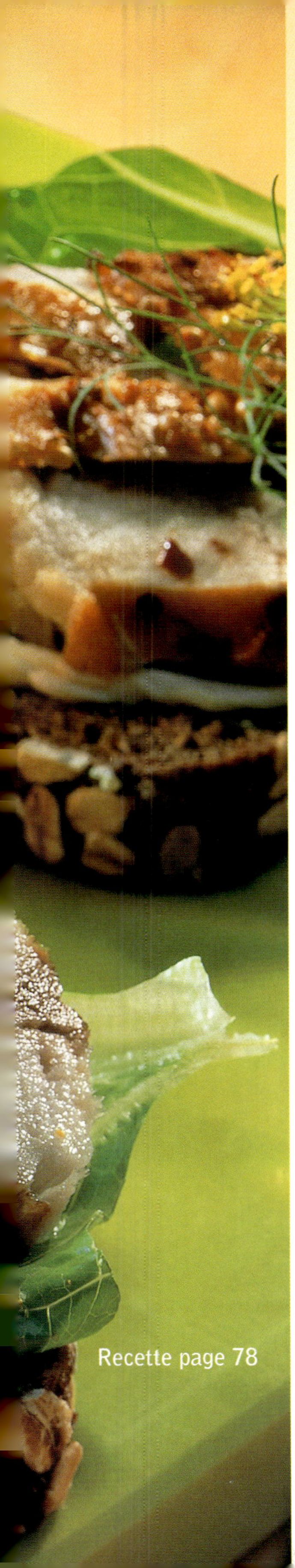

Recette page 78

Dîners légers

À la fin de la journée, la saveur se doit d'être au rendez-vous. Tartines végétariennes au goût sûr, pâtes riches en substances vitales, salades croquantes regorgeant de vitamines, de fibres alimentaires et d'acides gras monoinsaturés et polyinsaturés : les variantes sont nombreuses. Et nul besoin de renoncer à des mets plus copieux au jambon ou au poisson. Le maquereau, par exemple, riche en acides gras oméga 3, est excellent pour le cœur et les vaisseaux.

Salade au fromage «Peppo»

1 part contient :

Kilocalories : 387
Protéines : 25,3 g
Lipides : 26,6 g
Hydrates de carbone : 10,7 g
Fibres alimentaires : 5,7 g
AGPI : 4,2 g
AGMI : 7,5 g
AGS : 3,4 g
Cholestérol : 63 mg

Ingrédients pour 1 personne :
sarriette fraîche hachée, sel iodé, poivre, 1 c. à soupe de vinaigre de vin rouge, 1 c. à café d'huile végétale diététique, 25 g de haricots blancs cuits, 25 g de haricots rouges cuits, _ de poivron vert coupé en lanières, 70 g d'emmental coupé en fines lanières, 2 olives noires, quelques feuilles de salade pour servir

Temps de préparation : 45 minutes au total

- Préparez une vinaigrette avec la sarriette, du sel, du poivre, le vinaigre et l'huile.
- Mélangez la vinaigrette avec tous les autres ingrédients. Laissez macérer au moins 30 minutes.
- Dressez sur les feuilles de salade.

Salade de fenouil à l'orange

1 part contient :

Kilocalories : 191
Protéines : 5,5 g
Lipides : 10,9 g
Hydrates de carbone : 16,1 g
Fibres alimentaires : 4 g
AGPI : 5,5 g
AGMI : 2,4 g
AGS : 2,4 g
Cholestérol : 8,8 mg

Ingrédients pour 1 personne :
80 g de fenouil, 130 g de pulpe d'orange, 20 g de yaourt maigre, 20 g de crème aigre (10 % M. G.), 10 g de babeurre, jus de citron, sel iodé, 5 g d'huile végétale diététique, 6 g de noix hachées, quelques feuilles de salade pour servir

Temps de préparation : environ 20 minutes

- Nettoyez le fenouil, lavez-le, coupez-le en quatre, puis en fines lanières. Arrosez-le d'eau en ébullition et laissez-le refroidir.

- Coupez la pulpe d'orange en dés. Mélangez l'orange avec le fenouil.
- Mélangez les ingrédients de la marinade et versez-les sur le mélange au fenouil.
- Laissez macérer 1/2 heure avant de servir, puis parsemez des noix hachées.
- Dressez la salade dans un bol tapissé de feuilles de salade verte.

Champignons et figues sur lit de mâche

1 part contient :

Kilocalories : 90,6
Protéines : 3,1 g
Lipides : 6,2 g
Hydrates de carbone : 5,5 g
Fibres alimentaires : 2,3 g
AGPI : 3,3 g
AGMI : 1,4 g
AGS : 1,2 g
Cholestérol : 2,1 mg

Ingrédients pour 2 personnes :
Jus de citron, poivre, 5 g de miel mil-lefleurs, 10 g d'huile végétale diététique, 100 g de champignons de Paris, 500 ml d'eau, le jus et le zeste de _ citron, 80 g de mâche, 60 g de figues, 1 gousse d'ail, persil, 1 c. à café de parmesan râpé, sel iodé

Temps de préparation : environ 30 minutes

- Pour la sauce, mélangez du jus de citron, du poivre et le miel. Incorporez l'huile.
- Nettoyez les champignons, lavez-les et plongez-les dans l'eau citronnée. Nettoyez la mâche, lavez-la, essuyez-la et répartissez-la sur un plat.
- Émincez les champignons et les figues en lamelles et dressez-les sur la mâche.
- Hachez finement l'ail et le persil. Mélangez-les avec le parmesan et le zeste de citron.
- Nappez la salade de la sauce, parsemez du mélange au parmesan et servez.

Melon aux haricots adzuki

1 part contient :

Kilocalories : 179
Protéines : 9 g
Lipides : 1,4 g
Hydrates de carbone : 30,9 g
Fibres alimentaires : 5,9 g
AGPI : 0,4 g
AGMI : 0,3 g
AGS : 0,5 g
Cholestérol : 2 mg

Ingrédients pour 1 personne :
25 g de haricots adzuki, 40 g de yaourt maigre, cardamome en poudre, le jus de 1/2 citron, 1/2 c. à café de miel, 1/4 de melon

Temps de préparation : environ 15 minutes (hors cuisson des haricots)

- Faites tremper les haricots adzuki dans l'eau pendant une nuit.
- Le lendemain, égouttez-les et rincez-les sous l'eau courante. Mettez-les dans une cocotte, couvrez-les d'eau et faites-les cuire 1 heure à 1 heure 30. Laissez-les refroidir, égouttez-les, puis rincez-les sous l'eau froide.
- Dans un bol, mélangez le yaourt, de la cardamome, le jus de citron et le miel à l'aide d'un fouet. Incorporez les haricots.
- Ôtez les graines du melon, coupez la chair en dés moyens et incorporez à la préparation.
- Laissez la salade refroidir complètement.

Salade de brocoli

1 part contient :

Kilocalories : 130
Protéines : 5 g
Lipides : 11 g
Hydrates de carbone : 3 g
Fibres alimentaires : 4 g
AGPI : 6,9 g
AGMI : 2,8 g
AGS : 1,3 g
Cholestérol : 0 mg

Ingrédients pour 2 personnes :
300 g de brocoli, 5 champignons de Paris, 2 cuillerées à soupe d'huile végétale diététique, 2 cuillerées à soupe de vinaigre à l'estragon, 1 pointe de moutarde, sel iodé, poivre, 2 feuilles de salade pour servir, 1 c. à soupe d'amandes grillées coupées en bâtonnets

Temps de préparation : environ 20 minutes (photographie ci-dessous)

- Lavez les brocolis, séparez-les en bouquets et coupez les queues en morceaux. Faites-les blanchir environ 3 minutes dans de l'eau salée, puis plongez-les dans l'eau glacée.
- Coupez la base des champignons, lavez-les et émincez-les en lamelles. Faites-les sauter avec 1 c. à café d'huile dans une poêle.
- Pour la vinaigrette, mélangez le vinaigre avec le reste de l'huile. Ajoutez la moutarde, du sel et du poivre et remuez bien.
- Dressez les brocolis et les champignons sur un plat et décorez-les des feuilles de salade. Arrosez de la vinaigrette et parsemez des bâtonnets d'amande.

Conseil

Servez cette salade avec du pain complet noir ou du pain suédois.

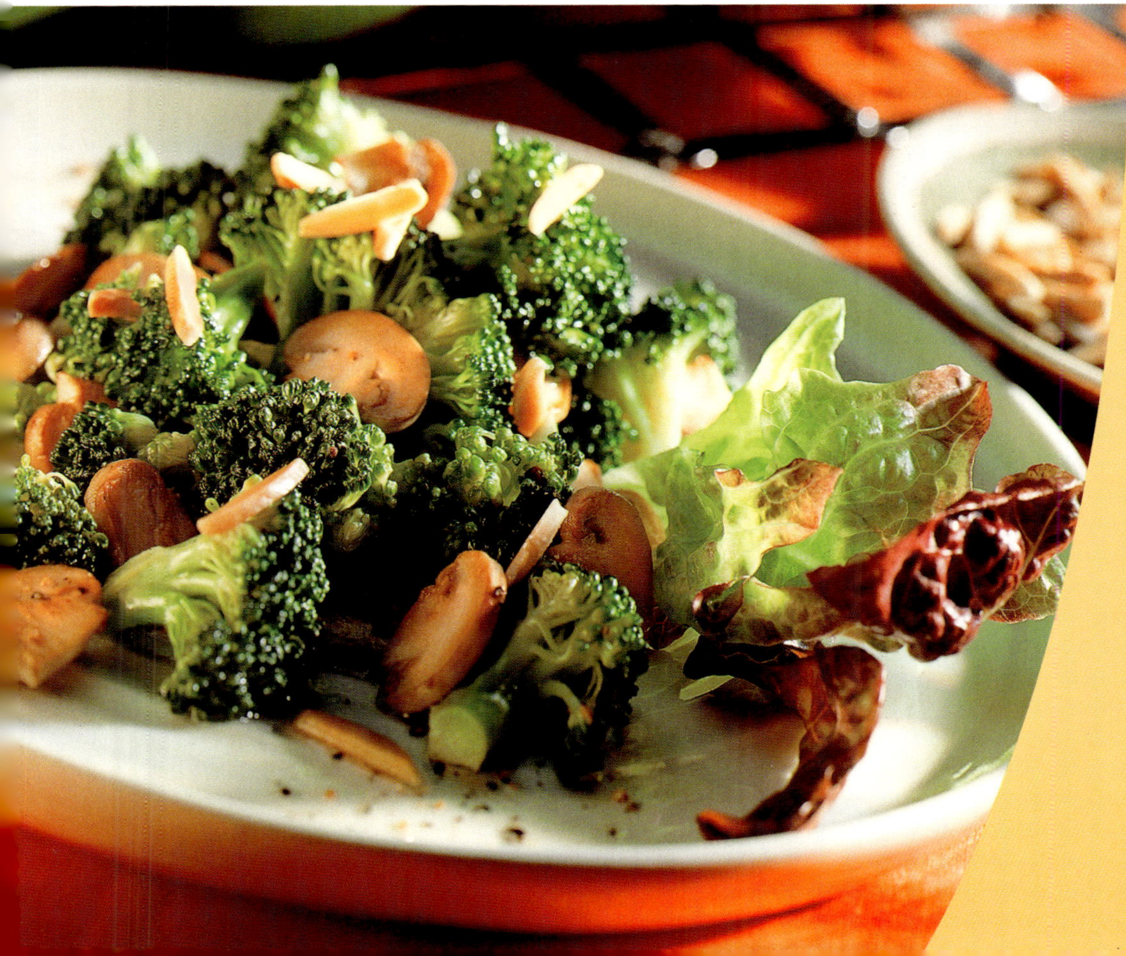

Salade d'aubergine

1 part contient :

Kilocalories : 190
Protéines : 9,7 g
Lipides : 7,4 g
Hydrates de carbone : 19,7 g
Fibres alimentaires : 9,8 g
AGPI : 3,7 g
AGMI : 2,2 g
AGS : 0,9 g
Cholestérol : 0,1 mg

Ingrédients pour 1 personne :

25 g de haricots de Soissons ou blancs, 100 g d'aubergine, sel iodé, 1/2 c. à café d'huile d'olive, 3 olives vertes

Pour la sauce :

1 petite tomate coupée en dés, 2 cuillerées à café de vinaigre de vin rouge, 1 petite gousse d'ail écrasée, 1/2 c. à café de concentré de tomates, 1/2 c. à café d'huile végétale diététique, 1 c. à café de basilic finement haché, sel iodé, poivre, quelques gouttes de tabasco

Temps de préparation : environ 30 minutes (hors cuisson des haricots)

- Faites tremper les haricots pendant une nuit.
- Le lendemain, égouttez-les. Mettez-les dans une cocotte, couvrez-les d'eau froide et faites-les cuire environ 1 heure. S'il reste du liquide de cuisson, faites-le évaporer à découvert.
- Pendant ce temps, coupez les aubergines en tronçons de 3 cm. Mettez-les dans une jatte, poudrez-les de sel et laissez-les dégorger pendant 1/2 heure. Essuyez-les et faites-les revenir dans l'huile d'olive.
- Pour la sauce, portez ensemble à ébullition la tomate, le vinaigre, l'ail et le concentré de tomates. Laissez épaissir 15 à 20 minutes.
- Réduisez le tout en purée à l'aide d'un mixer ou tamisez-le à travers une passoire. Incorporez le reste des ingrédients de la sauce.
- Mettez les haricots, les olives et l'aubergine dans un saladier. Arrosez de la sauce et mélangez avec soin. Laissez refroidir.

Conseil

Ce plat se sert en hors-d'œuvre ou en déjeuner léger, accompagné d'une salade de saison et de pain complet.

Salade de choucroute et de chou blanc à la poire

1 part contient :
Kilocalories : 98,7
Protéines : 7,6 g
Lipides : 2,9 g
Hydrates de carbone : 9,7 g
Fibres alimentaires : 5,5 g
AGPI : 0,9 g
AGMI : 1,2 g
AGS : 0,5 g
Cholestérol : 0,3 mg

Ingrédients pour 1 personne :
30 g de fromage frais maigre, 1 pointe de couteau de cumin en poudre, 50 g de chou blanc, 40 g de piore, 30 g de poireau, 50 g de choucroute, sel iodé, jus de citron, 2 cerneaux de noix

Temps de préparation : environ 20 minutes

- Mélangez ensemble le fromage frais et le cumin.
- Lavez le chou blanc et coupez-le en tronçons.
- Lavez la poire, pelez-la et coupez-la en dés.
- Lavez le poireau et coupez-le en fines lanières.
- Mélangez les légumes et la poire avec le fromage frais au cumin. Salez, ajoutez du jus de citron et remuez bien. Décorez des cerneaux de noix et servez.

Conseil

Cette salade de crudités est délicieuse avec toute autre sorte de fruit. Vous pouvez également remplacer le chou blanc par du chou rouge.

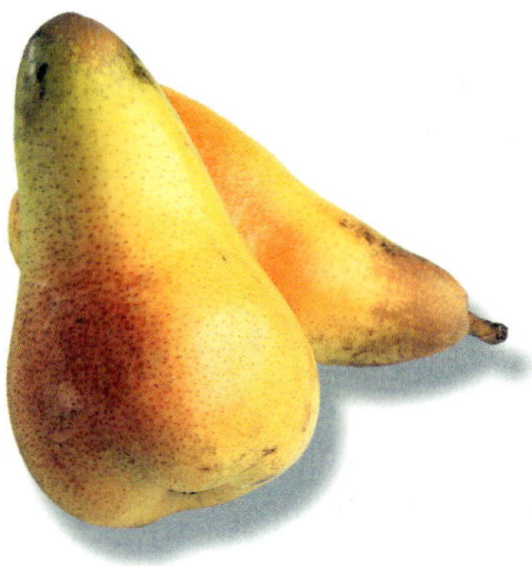

Purée de pois chiches

1 part contient :

Kilocalories : 423
Protéines : 19 g
Lipides : 12,1 g
Hydrates de carbone : 56,8 g
Fibres alimentaires : 12,5 g
AGPI : 6,6 g
AGMI : 2 g
AGS : 1,9 g
Cholestérol : 0 mg

Ingrédients pour 1 personne :
100 g de pois chiches, eau, le jus de 1 citron, 1 c. à café de graines de sésame, 1/2 c. à café d'huile végétale diététique, sel iodé, 1 gousse d'ail écrasée, 1 pincée de curry

Temps de préparation : environ 10 minutes (hors cuisson de 1 heure)

- Faites tremper les pois chiches pendant une nuit.
- Le lendemain, égouttez-les. Mettez-les dans une cocotte et couvrez-les d'eau. Faites-les cuire environ 1 heure, jusqu'à ce qu'ils soient très tendres.
- Réduisez les pois chiches en purée avec leur eau, soit au mixer, soit au moulin à légumes.
- Incorporez le reste des ingrédients à la purée.

Conseil

Servez cette purée comme sauce d'accompagnement avec des olives noires, des rondelles de tomates et des herbes, ou avec des crudités et du pain.

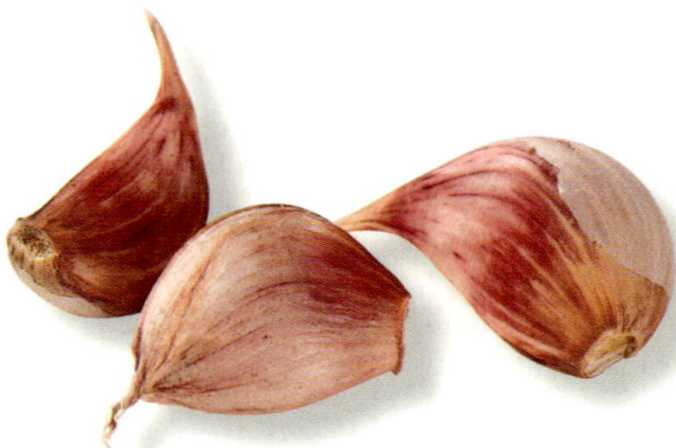

Salade fraîche au fromage

1 part contient :

Kilocalories : 130
Protéines : 11 g
Lipides : 4 g
Hydrates de carbone : 17 g
Fibres alimentaires : 3 g
AGPI : 2,5 g
AGMI : 0,8 g
AGS : 0,7 g
Cholestérol : 1 mg

Ingrédients pour 1 personne :
1 ciboule, 50 g de saint-nectaire allégé, 1 c. à café de vinaigre, 1 c. à café d'eau, 1 c. à café d'huile végétale diététique, cumin, poivre, 1 petit pain complet, 1 c. à café de margarine diététique *(becel pro-activ...)*

Temps de préparation : 1 heure 10 (photographie ci-dessous)

- Nettoyez et lavez la ciboule.
- Émincez le fromage et la ciboule en lamelles.
- Mélangez le vinaigre, l'eau, l'huile, du cumin et du poivre. Arrosez le mélange au fromage de cette vinaigrette. Laissez mariner une heure.
- Coupez le petit pain en deux. Tartinez-le de la margarine et servez avec la salade.

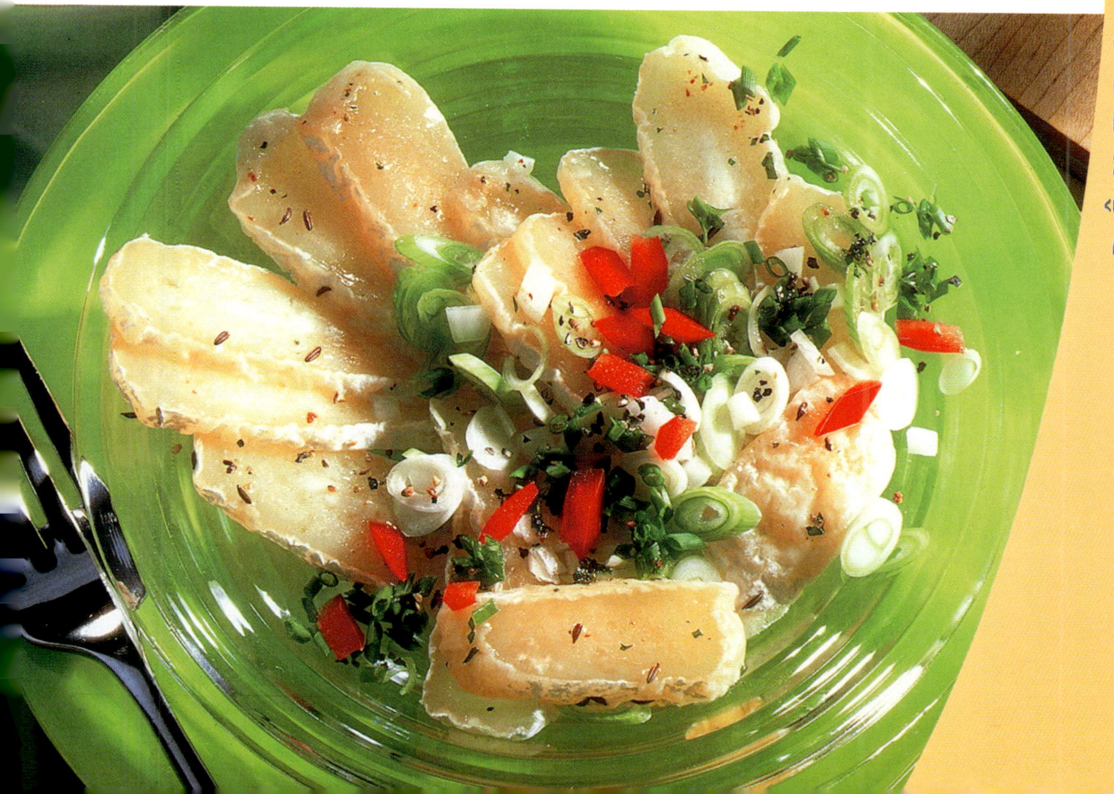

Crème d'avocat

1 part contient :

Kilocalories : 145
Protéines : 1,5 g
Lipides : 15 g
Hydrates de carbone : 2,3 g
Fibres alimentaires : 2 g
AGPI : 1,9 g
AGMI : 9,8 g
AGS : 2,7 g
Cholestérol : 2,8 mg

Ingrédients pour 1 personne :
1 avocat moyen bien mûr (200 à 250 g), 1 c. à soupe de jus de citron, 1 c. à café d'huile végétale diététique, 2 cuillerées à soupe de crème aigre, poivre fraîchement moulu, sel iodé, 1 gousse d'ail écrasée, 2 cuillerées à soupe d'oignon finement haché, 1 trait de tabasco

Temps de préparation : environ 15 minutes

- Coupez l'avocat en deux et ôtez le noyau. Pelez-le et écrasez la chair à la fourchette.
- Incorporez le reste des ingrédients et mélangez pour obtenir une crème homogène.

Conseil

Préparez cette crème peu de temps avant de la servir.

Pâte de lentilles

1 part contient :

Kilocalories : 89
Protéines : 5 g
Lipides : 2,8 g
Hydrates de carbone : 10,4 g
Fibres alimentaires : 2,4 g
AGPI : 0,2 g
AGMI : 0,8 g
AGS : 1,6 g
Cholestérol : 9,3 mg

Ingrédients pour 1 personne :
50 g de lentilles rouges, 100 ml d'eau, marjolaine, 1 petite feuille de laurier, 1 clou de girofle, 1 petit oignon haché, sel iodé, 1 c. à café de sauce de soja, paprika, poivre noir du moulin, 25 ml de crème aigre (10 % M. G.)

Temps de préparation : environ 30 minutes (hors réfrigération)

- Lavez les lentilles et égouttez-les bien. Mettez-les dans une sauteuse avec l'eau, de la marjolaine, la feuille de laurier, le clou de girofle et l'oignon haché. Faites cuire les lentilles 10 à 15 minutes à découvert.
- Ajoutez le reste des ingrédients (sauf la crème) et faites cuire 5 minutes de plus.
- Ôtez la feuille de laurier et le clou de girofle. Réduisez le mélange en purée au mixer ou au moulin à légumes.
- Laissez refroidir. Incorporez la crème avant de servir.

Conseil

Servez cette pâte dans un bol ou sur une petite assiette avec des légumes crus ou cuits à la vapeur et du pain complet.

Pâte aux germes

1 part contient :

Kilocalories : 77
Protéines : 2,2 g
Lipides : 6,2 g
Hydrates de carbone : 3,2 g
Fibres alimentaires : 1,2 g
AGPI : 2,4 g
AGMI : 1,5 g
AGS : 1,9 g
Cholestérol : 0,5 mg

Ingrédients pour 4 personnes :

3 cuillerées à soupe de luzerne, 2 cuillerées à soupe de germes de blé, 1 c. à soupe de germes de radis noir ou de moutarde, 1 tomate, persil finement haché, 50 g de margarine diététique ramollie, 1 c. à soupe de flocons d'avoine, sel iodé aux herbes

Temps de préparation : environ 15 minutes

- Rincez bien la luzerne et les germes et égouttez-les.
- Lavez la tomate et coupez-la en dés.
- Incorporez les germes, la tomate et le persil à la margarine. Assaisonnez avec les flocons d'avoine et du sel aux herbes.

Tartine au jambon de pays

1 part contient :

Kilocalories : 140
Protéines : 7 g
Lipides : 3 g
Hydrates de carbone : 22 g
Fibres alimentaires : 2 g
AGPI : 1,2 g
AGMI : 1 g
AGS : 0,8 g
Cholestérol : 10 mg

Ingrédients pour 1 personne :
1 tranche de pain gris, 1 c. à café de margarine diététique, 2 fines tranches de jambon de pays dégraissé, quelques rondelles de concombre, 1 radis, poivre multicolore, un peu de persil haché

Temps de préparation : environ 10 minutes (photographie page ci-contre)

- Tartinez le pain avec la margarine. Posez le jambon sur le dessus.
- Répartissez les rondelles de concombre, le radis coupé en dés très fins et le poivre multicolore moulu. Décorez avec le persil.

Maquereau fumé sur pain noir

1 part contient :

Kilocalories : 225
Protéines : 15 g
Lipides : 10 g
Hydrates de carbone : 19 g
Fibres alimentaires : 4 g
AGPI : 3,5 g
AGMI : 3,9 g
AGS : 2,6 g
Cholestérol : 47 mg

Ingrédients pour 1 personne :
1 tranche de pain noir, 1 c. à café de margarine diététique, 1 feuille de salade, 60 g de maquereau fumé au poivre, un peu d'aneth haché

Temps de préparation : environ 10 minutes (photographie pages 66/67)

- Tartinez le pain avec la margarine. Ajoutez la feuille de salade, puis le maquereau.
- Décorez avec l'aneth haché.

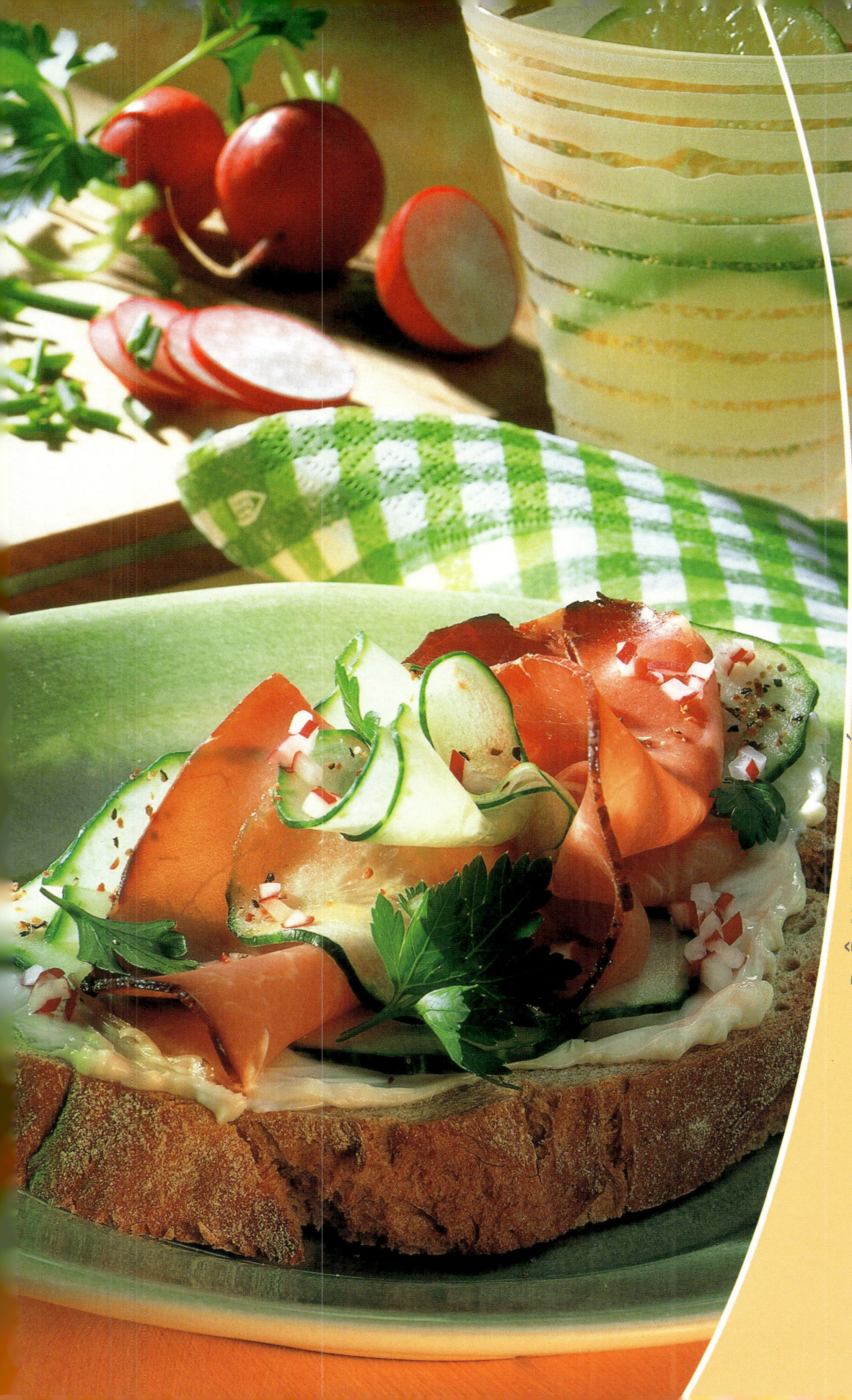

Gratin de fenouil à croûte d'herbes

1 part contient :
Kilocalories : 217
Protéines : 16,5 g
Lipides : 10,5 g
Hydrates de carbone : 13,2 g
Fibres alimentaires : 10,2 g
AGPI : 3,7 g
AGMI : 2,5 g
AGS : 3,5 g
Cholestérol : 10,3 mg

Ingrédients pour 2 personnes :
2 bulbes de fenouil (150 g chacun), 125 ml de bouillon de légumes, 1 gousse d'ail, 50 g d'oignon, 10 g d'huile végétale diététique, 4 tomates, sel iodé, poivre, 1 bouquet d'herbes fraîches, margarine diététique pour le moule, 1 c. à soupe de semoule de blé complet trempée, 25 g de parmesan râpé, zeste de citron râpé

Temps de préparation : environ 1 heure

- Nettoyez les bulbes de fenouil et lavez-les. Coupez-les en deux et faites-les cuire « al dente » dans le bouillon de légumes.
- Hachez finement l'ail et l'oignon et faites-les revenir dans l'huile.
- Faites blanchir les tomates, pelez-les et coupez la pulpe en dés. Ajoutez à l'oignon.
- Salez et poivrez la sauce. Incorporez une partie des herbes hachées. Laissez mijoter jusqu'à réduction de moitié.
- Badigeonnez un plat à gratin avec la margarine. Rangez-y les moitiés de bulbe de fenouil et nappez-les de la sauce tomate. Mélangez la semoule de blé avec le reste des herbes, le fromage et le zeste de citron. Nappez le fenouil de ce mélange. Parsemez du reste de la margarine en copeaux.
- Faites gratiner environ 15 minutes au four préchauffé à 220 °C.

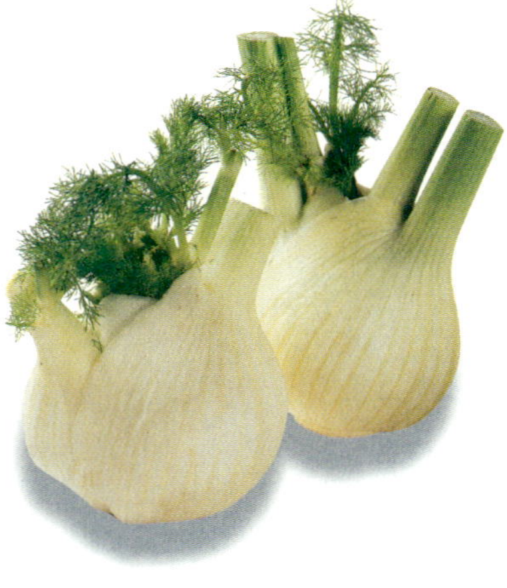

Rouleaux de chou au blé vert

1 part contient :

Kilocalories : 236,5
Protéines : 10,2 g
Lipides : 1,8 g
Hydrates de carbone : 43,6 g
Fibres alimentaires : 11,7 g
AGPI : 0,8 g
AGMI : 0,2 g
AGS : 0,3 g
Cholestérol : 0,1 mg

Ingrédients pour 1 personne :
120 g de carottes, 80 ml de bouillon de légumes, 40 g de blé vert concassé, sel iodé, poivre, cumin, thym, origan, basilic, 2 feuilles de chou blanc, 125 ml de bouillon de légumes, 1/2 c. à soupe de farine de blé complète, 1/2 c. à soupe de fromage frais maigre

Temps de préparation : environ 1 heure

- Pelez les carottes et coupez-les en dés ou râpez-les grossièrement.
- Portez le bouillon de légumes à ébullition. Ajoutez la semoule de blé vert et la carotte. Laissez frémir 5 minutes en remuant.
- Ajoutez du sel, du poivre, du cumin, du thym, de l'origan et du basilic. Laissez frémir 10 à 20 minutes, puis rectifiez l'assaisonnement.
- Faites blanchir les feuilles de chou dans le bouillon de légumes. Garnissez-les de préparation au blé vert et roulez-les en cylindres.
- Versez un peu de bouillon de légumes dans un plat à gratin. Rangez-y les rouleaux de chou et faites-les cuire environ 30 minutes au four à 180 °C.
- Versez le liquide de cuisson des rouleaux dans une casserole. Ajoutez la farine, remuez et portez à ébullition. Incorporez le fromage frais et assaisonnez. Servez les rouleaux de chou avec la sauce au fromage frais.

Conseil

Selon la saison, vous pouvez servir les rouleaux avec une sauce à la tomate, à la betterave rouge ou à l'oignon.

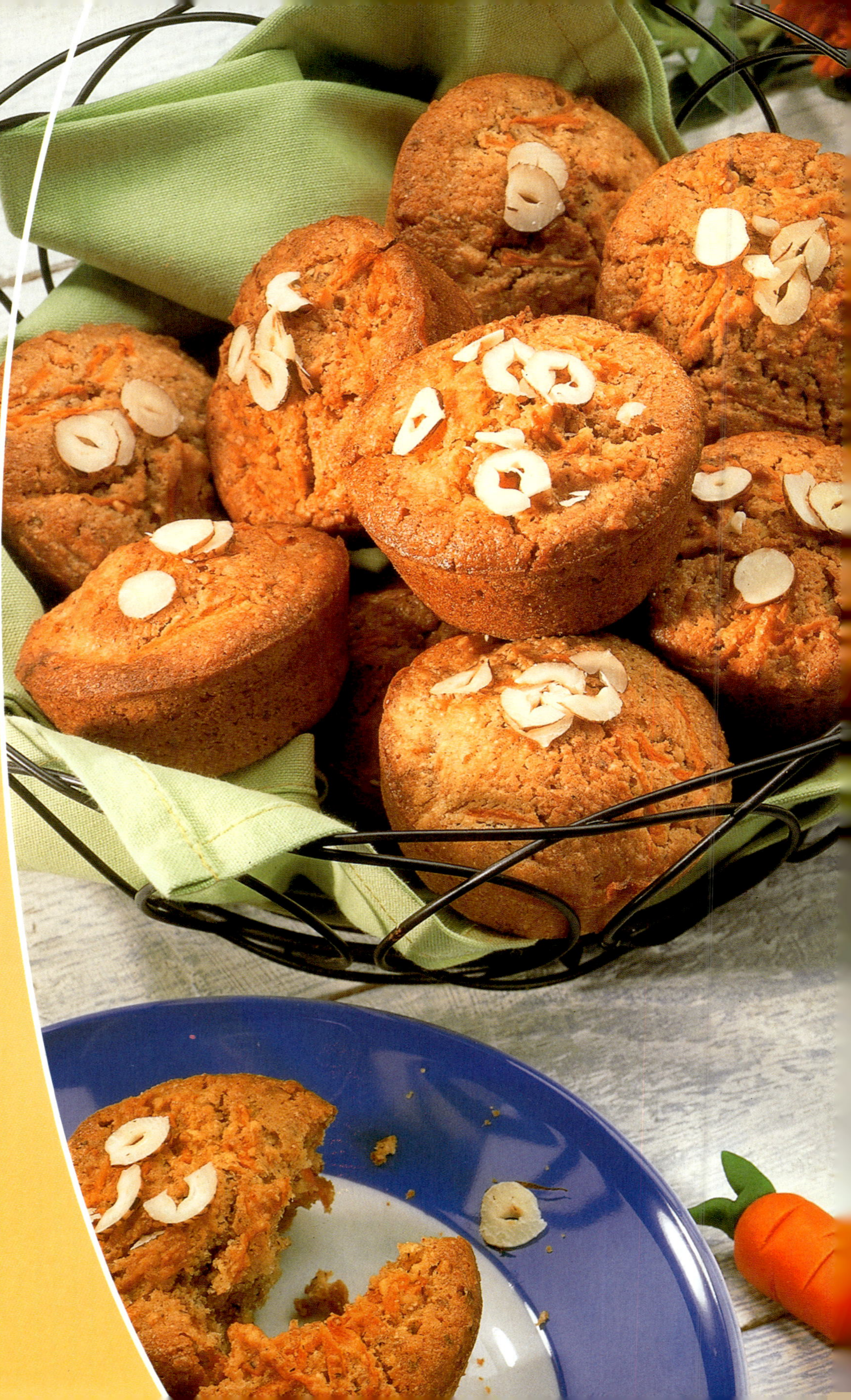

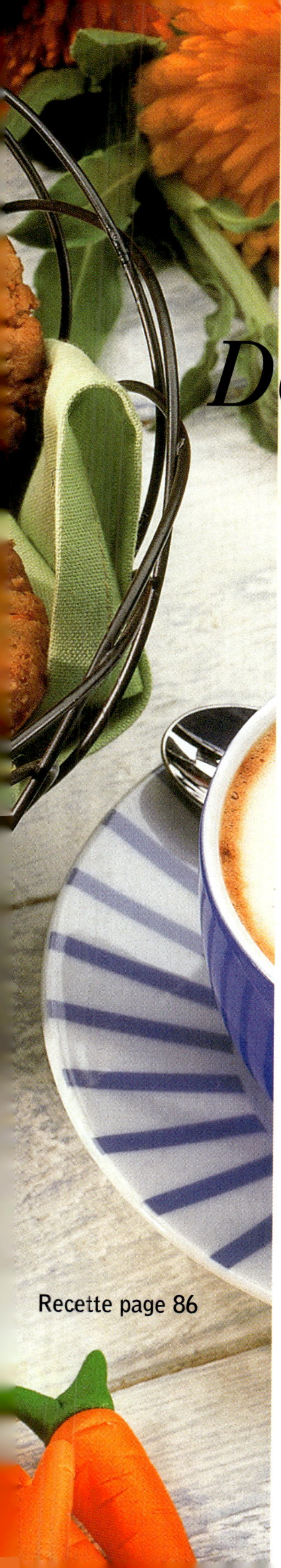

Recette page 86

Desserts et en-cas sucrés

Une alimentation bonne pour le cœur et les vaisseaux n'exclut pas, à l'occasion, des mets sucrés. Un délicieux en-cas entre les repas, comme un gratin de pommes au fromage frais ou des biscuits au yaourt et au müsli apportent une énergie indispensable. Grâce à leur précieuse margarine diététique, tous ces délices font du bien à votre système cardio-vasculaire.

Tarte aux pommes

1 part (sur 24) contient :

Kilocalories : 161
Protéines : 2,3 g
Lipides : 2,5 g
Hydrates de carbone : 15,3 g
Fibres alimentaires : 2,2 g
AGPI : 0,8 g
AGMI : 0,6 g
AGS : 0,9 g
Cholestérol : 3,9 mg

Ingrédients pour 1 tôle à four :

Pâte :
175 g d'eau froide, 25 g de levure, 1 c. à café de sel iodé, 300 g de farine de blé complète, 2 cuillerées à soupe de margarine diététique tiède

Garniture :
250 g de crème aigre (10 % M. G.), 60 g de sucre, un peu de zeste de citron râpé, un peu de cannelle, 900 g de pommes (épépinées mais non pelées), jus de citron

Temps de préparation : environ 1 heure

- Pour la pâte levée, pétrissez ensemble l'eau, la levure, le sel, la farine et la margarine pendant 8 minutes. Couvrez la pâte d'un linge humide et laissez-la gonfler pendant 20 minutes dans un lieu chaud. Graissez bien la tôle à four.
- Pour le nappage, mélangez ensemble la crème, le sucre, le zeste de citron et la cannelle.
- Pétrissez à nouveau la pâte et abaissez-la aux dimensions de la tôle. Formez une bordure tout autour de l'abaisse.
- Coupez les pommes en lamelles de même grosseur. Rangez-les sur la pâte en les faisant se chevaucher. Arrosez de jus de citron.
- Nappez les pommes avec la préparation à la crème.
- Faites cuire la tarte environ 45 minutes au four préchauffé à 180-200 °C. Si la surface brunit trop vite, recouvrez la tarte de papier sulfurisé 15 minutes avant la fin de la cuisson.
- Laissez refroidir sur une grille et découpez en 24 parts.

Clafoutis

1 part (sur 16) contient :

Kilocalories : 137
Protéines : 2,6 g
Lipides : 5 g
Hydrates de carbone : 20,1 g
Fibres alimentaires : 1,9 g
AGPI : 2,5 g
AGMI : 1 g
AGS : 1,2 g
Cholestérol : 0,5 mg

Ingrédients pour la pâte :
180 g de farine de blé complète, 90 g de sucre, 90 g de margarine diététique, zeste de citron, sel iodé

Pour la garniture :
750 g de fruits (pomme, poire, quetsche ...), 100 g de fromage frais maigre, 100 ml de lait écrémé, sucre (facultatif), un peu de pulpe de vanille, 10 g de fécule de pomme de terre

Temps de préparation : environ 1 heure (hors réfrigération)

- Mélangez tous les ingrédients jusqu'à obtention d'une pâte souple et homogène. Réfrigérez la pâte au moins 1 heure.
- Abaissez finement la pâte. Graissez un moule (28-30 cm Ø) et foncez-le avec la pâte. Piquez le fond à l'aide d'une fourchette.
- Lavez les fruits, ôtez-en les noyaux ou les pépins et émincez-les en fines lamelles. Répartissez les lamelles sur le fond de tarte.
- Mélangez le reste des ingrédients et nappez les fruits de la préparation obtenue.
- Faites cuire 30 à 40 minutes à mi-hauteur du four à 180 °C.

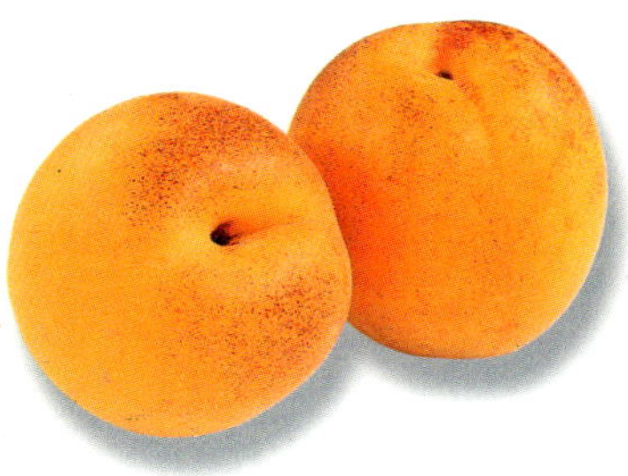

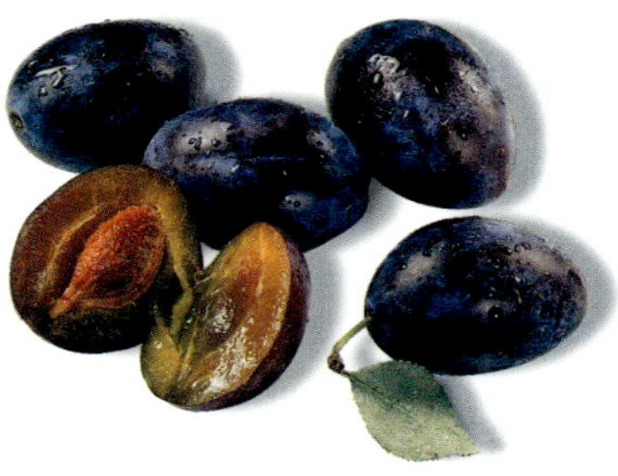

Muffins à la carotte

1 part contient :
Kilocalories : 250
Protéines : 5 g
Lipides : 11 g
Hydrates de carbone : 33 g
Fibres alimentaires : 4,3 g
AGPI : 4,3 g
AGMI : 3,5 g
AGS : 3,2 g
Cholestérol : 19 mg

Ingrédients pour 12 parts :
100 g de margarine diététique, 200 g de carottes, 50 g de noisettes (la moitié pilée et l'autre émincée), 1 œuf, 150 g de sucre brun, 375 ml de babeurre, 1 c. à soupe de jus de citron, 170 g de farine de blé, 150 g de farine de blé complète, 2 cuillerées à café de levure chimique, un peu de gingembre, margarine diététique pour le moule

Plus :
1 moule à muffins

Temps de préparation : environ 1 heure (photographie pages 82/83)

- Faites fondre la margarine.
- Pelez les carottes, lavez-les et râpez-les finement.
- Émincez quelques noisettes en lamelles et réservez-les.
- Battez l'œuf. Incorporez-y le sucre, la margarine fondue, le babeurre, le jus de citron et la carotte râpée. Mélangez ensemble les farines, la levure chimique, le gingembre et le reste des noisettes. Incorporez avec soin au mélange précédent.
- Graissez le moule à muffins. Remplissez les alvéoles de pâte. Faites cuire environ 35 minutes à mi-hauteur du four à 200 °C.
- Laissez refroidir les muffins 5 minutes. Démoulez-les et laissez-les refroidir sur une grille. Décorez avec les lamelles de noisette réservées.

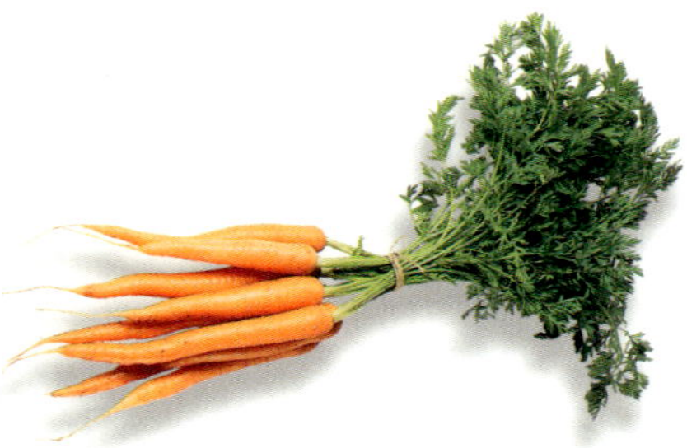

Biscuits au yaourt et au müsli

1 part contient :

Kilocalories : 447,4
Protéines : 11,6 g
Lipides : 13,5 g
Hydrates de carbone : 67,5 g
Fibres alimentaires : 3,3 g
AGPI : 1,3 g
AGMI : 4,4 g
AGS : 6,5 g
Cholestérol : 163,5 mg

Ingrédients pour 8 personnes :
6 œufs, 250 g de sucre en poudre, 100 g de farine de blé, 200 g de farine de blé complète, un peu de levure, un peu d'eau, 80 g de müsli sans sucre ajouté, 500 g de yaourt nature maigre, 250 g de yaourt aux myrtilles maigre, 80 g de sucre en poudre, 8 g de sucre vanillé, jus de citron, 20 g de rhum, 50 g de confiture d'abricots, 250 g de crème, 9 feuilles de gélatine

Temps de préparation : environ 1 heure 30

- Pour la pâte à biscuits, séparez les jaunes et les blancs d'œufs. Fouettez les jaunes avec le sucre jusqu'à obtention d'un mélange mousseux. Montez les blancs en neige ferme. Incorporez au mélange au sucre, alternativement, les blancs en neige, la farine et un peu de levure. Le cas échéant, allongez d'un peu d'eau.
- Étalez la pâte sur une tôle à four badigeonnée de margarine et farinée. Faites cuire 15 à 20 minutes dans le four à 180 °C.
- Pour le mélange au yaourt, incorporez le müsli au yaourt nature. Laissez gonfler le müsli. Incorporez le yaourt aux myrtilles, les sucres, du jus de citron et le rhum.
- Badigeonnez le biscuit refroidi avec la confiture.
- Fouettez la crème. Faites ramollir la gélatine dans de l'eau à feu très doux. Mélangez-la d'abord avec quelques cuillerées de yaourt, puis incorporez le tout à la préparation au yaourt, en remuant sans cesse. Incorporez la crème fouettée.
- Laissez refroidir 10 minutes. Nappez le biscuit de la préparation au yaourt.
- Avant de découper et de servir le biscuit, réfrigérez-le pendant 1 heure.

Conseil
Vous pouvez faire cuire ces biscuits dans un moule rond.

Gratin de pommes au fromage frais

1 part contient :

Kilocalories : 192,3
Protéines : 9,1 g
Lipides : 7,7 g
Hydrates de carbone : 20,7 g
Fibres alimentaires : 1,6 g
AGPI : 4 g
AGMI : 2,4 g
AGS : 0,9 g
Cholestérol : 0,6 mg

Ingrédients pour 10 personnes :
600 g de pommes, 100 g de sucre, jus de citron, margarine diététique pour le moule, 500 g de fromage frais maigre, 60 g de margarine diététique, 10 g de rhum, 4 blancs d'œufs, sel iodé, 10 g de flocons d'avoine, 15 g de farine de blé complète, 20 g de noisettes hachées

Temps de préparation : environ 1 heure 30

- Coupez les pommes en quatre et pelez-les en ôtant les pépins. Lavez-les et émincez-les en lamelles. Mélangez celles-ci avec 2 cuillerées à soupe de sucre et arrosez-les de jus de citron. Rangez les lamelles dans un plat à gratin badigeonné de margarine.
- Mélangez le fromage frais avec la margarine, le rhum et du jus de citron, jusqu'à obtention d'une crème.
- Montez les blancs d'œufs en neige ferme avec le reste du sucre et une pincée de sel iodé. Incorporez-les au mélange, de même que les flocons d'avoine et la farine.
- Répartissez la préparation sur les pommes. Lissez-la et poudrez-la des noisettes hachées.
- Faites cuire le gratin environ 50 minutes au four préchauffé à 200 °C.

Conseil
Servez ce gratin avec une sauce aux fruits des bois.

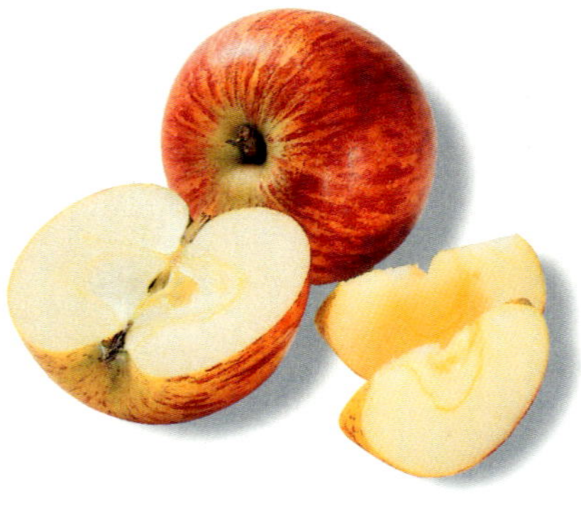

Salade de fruits exotiques

1 part contient :

Kilocalories : 269
Protéines : 3,4 g
Lipides : 1,6 g
Hydrates de carbone : 55,8 g
Fibres alimentaires : 11,7 g
AGPI : 0,6 g
AGMI : 0,4 g
AGS : 0,3 g
Cholestérol : 0 mg

Ingrédients pour 4 personnes :
400 g de fraises fraîches, 1 mangue (environ 500 g), 3 kiwis, 1 banane moyenne, 1 ananas (environ 500 g), 200 g de groseilles, le jus de 1 citron, 1 c. à soupe de miel

Temps de préparation : environ 30 minutes

- Lavez les fraises, équeutez-les et coupez-les en deux.
- Pelez la mangue et détachez la pulpe à l'aide d'un couteau en contournant le noyau. Coupez-la en dés.
- Pelez les kiwis et coupez-les en deux en ôtant le pédoncule. Émincez la chair en fines rondelles.
- Pelez la banane et coupez-la en rondelles obliques.
- Ôtez la partie verte de l'ananas et découpez une rondelle de 2 centimètres d'épaisseur à sa base. Posez l'ananas à la verticale et pelez-le en ôtant les yeux. Coupez-le en quatre dans la longueur, ôtez le centre dur et coupez la chair en dés.
- Égrappez les groseilles et lavez-les. Rangez les fruits dans un saladier par couches successives et dans l'ordre suivant : ananas, fraises, banane, kiwi et mangue. Placez les groseilles sur le dessus.
- Mélangez le jus de citron et le miel et arrosez la salade de fruits de ce mélange.

Conseil

Si vous souhaitez accompagner cette salade de fruits d'une sauce rafraîchissante, employez du yaourt.

Adresses utiles

Fédération Française de Cardiologie

50, rue du Rocher - 75008 Paris
Tel : 01.44.90.83.83 - Fax : 01.43.87.98.12

clubs "Coeur et Santé"

ALPES
Pr Bernard DENIS Hôpital Sud Ave. Kimberley 38130 ECHIROLLES
Tél : 04.76.76.54.68 Fax : 04.76.76.52.59

ALSACE
Pr Pierre BAREISS Hôpital Hautepierre Serv. Card.
1 Avenue Molière 67098 STRASBOURG cedex
Tél : 03.88.12.71.94 Fax : 03.88.12.72.04

ANJOU
Pr André TADEI ARCAM Serv. Cardio CHR
4 rue Larrey 49000 ANGERS cedex 01
Tél : 02.41.35.34.13 Fax : 02.41.35.40.04

AQUITAINE
Pr Pierre BESSE Hôpital Cardiologique Sud
Avenue de Magellan 33604 PESSAC
Tél : 05.56.55.64.57 Fax : 05.56.55.64.54

AUVERGNE
Pr Jean CASSAGNES Serv. Card. Groupe hospitalier St Jacques 30 Place Henri Dunant 63003 CLERMONT-FERRAND cedex 1
Tél : 04.73.62.57.29 Fax : 04.73.27.97.05

BOURGOGNE
Pr Jean-Eric WOLF Centre hospitalier du Bocage - Cardiologie 2
2, Bld du Maréchal de Lattre de Tassigny 21000 DIJON
Tél : 03.80.29.33.11 Fax : 03.80.29.33.33

BRETAGNE
Pr François PAILLARD
Prévention Cardiovasculaire
CHR PONTCHAILLOU Rue Leguilloux
35033 RENNES cedex Tél : 02.99.28.25.08 Fax : 02.99.28.25.06

BRETAGNE OCCIDENTALE
Pr Jacques BOSCHAT Hôpital de la Cavale blanche Bd Tanguy Prigent
29609 BREST cedex Tél : 02.98.34.73.92 Fax : 02.98.34.73.93

CENTRE
Pr Mireille BROCHIER
ACCVL 4 bis et 6, rue Emile Zola 37000 TOURS
Tél : 02.47.47.16.20 Fax : 02.47.47.16.21

CORSE
en cours de création

COTE D'AZUR
Pr Marcel BAUDOUY
Service de cardiologie Hôpital Pasteur
30, Avenue de la Voie Romaine 06000 NICE
Tél : 04.92.03.77.34 Fax : 04.92.03.85.16

CHAMPAGNE
Pr. Jacques ELAERTS Serv. Card. CHU Robert Debré
Rue Alexis Carrel 51092 REIMS cedex
Tél : 03.26.78.71.46 Fax : 03.26.86.07.75

FRANCHE-COMTE
Pr Joseph-Philippe ETIEVENT
Hôpital Jean Minjoz - 3 bld Fleyming 25000 BESANCON
Tél : 03.81.66.81.66 Fax : 03.81.66.85.82

ILE DE FRANCE
Pr Hervé LARDOUX
Ass. Cardio. d'Ile-de-France
14, rue de Bruxelles 75009 PARIS
Tél : 01.44.53.44.53 Fax : 01.44.53.44.55

LANGUEDOC
Pr Patrick MESSNER-PELLENC
CHU de Nîmes Service Cardiologique
5, rue Hoche 30029 NIMES cedex
Tél : 04.66.68.31.15 Fax : 04.66.68.36.11

LIMOUSIN
Pr P. VIROT - Cardio II CHU Dupuytren
Rue Luther King 87000 LIMOGES
Tél : 05.55.05.63.10 Fax : 05.55.05.63.34

LORRAINE
Pr. Etienne ALIOT
CHR 29, avenue de Lattre de Tassigny CO n°34
54035 NANCY cedex Tél : 03.83.85.14.82 Fax : 03.83.85.13.36

MIDI-PYRENEES
Pr Jacques PUEL Service de Cardiologie
Hôpital Rangueil - Place Poulhes
31059 TOULOUSE cedex Tél : 05.61.32.33.12 Fax : 05.61.32.33.32

NORD
Pr Alain CARRE Hôpital Cardiologique - Médecine HTA
Bld du Pr Jules Leclercq 59037 LILLE cedex
Tél : 03.20.44.43.65 Fax : 03.20.44.50.52

BASSE-NORMANDIE
Pr Gilles GROLLIER
CHU – Avenue de la Côte de Nacre 14033 CAEN cedex
Tél : 02.31.06.44.17 Fax : 02.31.06.44.18

HAUTE-NORMANDIE
Pr G. DERUMEAUX Hôpital Charles Nicolle
1, Rue de Germont 76038 ROUEN
Tél : 02.32.88.84.00 Fax : 02.32.88.81.23

PAYS DE LOIRE
Pr Jean-Brieuc BOUHOUR
Hôpital René et Guillaume Laënnec
B.P. 1005 44035 NANTES cedex 1
Tél : 02.40.16.52.74 Fax : 02.40.16.50.24

PICARDIE
Pr Jean-Claude QUIRET - Cardiologie B
Hôpital Sud BP 3009 80030 AMIENS cedex
Tél : 03.22.45.58.83 Fax : 03.22.45.56.56

POITOU-CHARENTES
Pr Robert BARRAINE
CHU – Cité Hospitalière de la Milétrie
86000 POITIERS Tél : 05.49.44.44.42 Fax : 05.49.44.40.10

PROVENCE
Dr Jean-Louis BONNET
CHU Timone Bld Jean Moulin - Cardiologie A
13385 MARSEILLE cedex 5 Tél : 04.91.38.59.74 Fax : 04.91.38.59.75

RHONE
Pr Jacques BEAUNE Hôpital Louis Pradel
28, Avenue du Doyen Lépine 69500 BRON
Tél : 04.72.35.75.88 Fax : 04.72.35.73.10

ASS INTER REGIONALES ANTILLES GUYANNE
Dr Jean GANTY
48 Bd Jubelin 97300 CAYENNE Tél : 05.94.31.07.02

LA REUNION
Dr Christian KICHENIN
CHD Félix Guyon - Service de Cardiologie
97405 SAINT DENIS cedex Tél : 02.62.21.24.90 Fax : 02 62 41 54 85

QUEBEC

Fondation des maladies du coeur du Québec
1434 rue Sainte-Catherine Ouest, bureau 500
Montréal (Québec) H3G 1R Téléphone (514)871-1551
1-800-567-8563 Télécopieur (514)871-9385

Liste des bureaux locaux

Abitibi-Témiscamingue
15, rue Gamble Est, bureau 105
Rouyn-Noranda (Québec) J9X 3B6 Téléphone (819) 762-2300

Bas Saint-Laurent
56, rue Saint-François
Saint-Pamphile (Québec) G0R 3X0 Téléphone (418) 356-3020

Côte-Nord
C.P. 426 Les Escoumins (Québec) G0T 1K0
Téléphone (418) 233-2744 Télécopieur (418) 233-3771

Estrie
2630, rue King Ouest, bureau 150 Sherbrooke (Québec) J1J 2H1
Téléphone (819) 562-7942 Télécopieur (819) 564-0690

Gaspésie
C.P. 907 Rimouski (Québec) G5L 4J8
Téléphone (418) 722-0120 Télécopieur (418) 722-0804

La Capitale
1248, chemin Sainte-Foy, bureau 101
Québec (Québec) G1S 2M5
Téléphone (418) 682-6387 Télécopieur (418) 682-8214

Laval/Laurentides/Lanaudière
1600, boul. Saint-Martin Est, Tour A, bureau 410
Laval (Québec) H7G 4R8
Téléphone (450) 669-6909 Télécopieur (450) 669-8987

Mauricie/Centre du Québec
5775, boul. Jean XXIII, 2e étage
Trois-Rivières Ouest (Québec) G8Z 4J2
Téléphone (819) 375-9565 Télécopieur (819) 375-0233

Ouest de Montréal
795, avenue Carson, bureau 18
Dorval (Québec) H9S 1L7
Téléphone (514) 636-4599 Télécopieur (514) 636-8576

Outaouais
109, rue Wright, bureau 103
Hull (Québec) J8X 2G7
Téléphone (819) 771-8595 Télécopieur (819) 771-7070

Rive-Sud/Montérégie
1194, chemin de Chambly, bureau 200
Longueuil (Québec) J4J 3W6
Téléphone (450) 442-6387 Télécopieur (450) 442-3329

Saguenay/Lac Saint-Jean
152, rue Racine Est, bureau 251
Chicoutimi (Québec) G7H 1R8
Téléphone (418) 543-8959 Télécopieur (418) 543-5872

Index des recettes

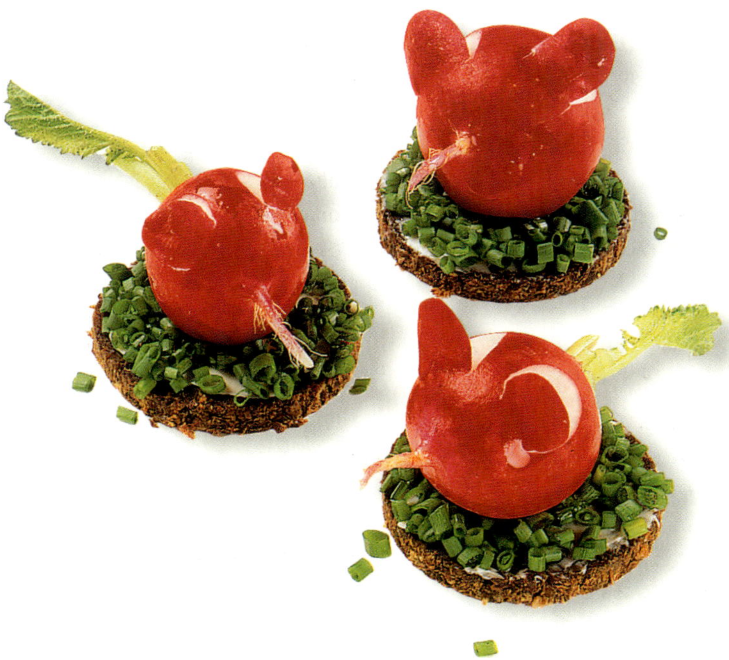

Remarque importante

Les conseils publiés dans cet ouvrage ont été élaborés et contrôlés avec le plus grand soin par les auteurs et l'éditeur. Aucun résultat n'est toutefois garanti. La responsabilité des auteurs, de l'éditeur et de leurs représentants n'est donc en aucun cas engagée en cas de dommages corporels ou moraux.

Crédits photos : zefa/Benelux p. 6 ; toutes les autres : becel

Titre original : *Genussvoll essen nach dem Herzinfarkt*

Traduit de l'allemand par Annick de Scriba

Dépôt légal 3ème trimestre 2002

ISBN 2-914571-19-4

Imprimé en CEE par Impression Design à Boulogne

ANAGRAMME éditions
48, rue des Ponts
78290 CROISSY SUR SEINE